从春到冬话健康

陶　涛　主编

苏州大学出版社

图书在版编目(CIP)数据

从春到冬话健康/陶涛主编.—苏州:苏州大学出版社,2010.4

ISBN 978-7-81137-458-2

Ⅰ.①从… Ⅱ.①陶… Ⅲ.①季节-关系-保健-基本知识 Ⅳ.①R161

中国版本图书馆 CIP 数据核字(2010)第 063084 号

书　　名	从春到冬话健康
主　　编	陶　涛
责任编辑	杨　婷
出版发行	苏州大学出版社 (苏州市干将东路 200 号　215021)
经　　销	江苏省新华书店
印　　刷	扬中市印刷有限公司
开　　本	700 mm×1 000 mm　1/16
印　　张	16
字　　数	210 千
版　　次	2010 年 4 月第 1 版 2010 年 4 月第 1 次印刷
书　　号	ISBN 978-7-81137-458-2
定　　价	28.00 元

苏州大学出版社营销部　电话:0512-67258835

苏州大学出版社网址　http://www.sudapress.com

目录

时至春日,阳气升发,大地回春,我们迎来了一年中最好的季节。为了能为一年的健康打下基础,我们一定要做好春季的健康计划。

夏季是万物欣欣生长的主要时期，人体的新陈代谢亦是十分旺盛。因此，在炎炎酷暑中，我们要打好健康保卫战，不让疾病钻空子，要吃好、喝好，才能身体好。

秋季是丰收的季节，对人体健康而言，此时也进入“养收”阶段。进入秋季后，人体的生理活动要适应自然界阴阳的变化，保养内守之阴气，以免秋天肃杀之气对健康产生不良影响。

进入冬季以后,气候寒冷,草木凋零,万物生机潜伏闭藏,而这一季节也正是人体养藏的最好时刻。我们要做好健康储蓄工作,保护自己的阳气,养精蓄锐。同时,还要做好避寒就温工作,为健康投资。

开篇

相传，我国古代哲学家老子活了160多岁。老子健康长寿的原因何在呢？在《老子》一书中他道出了真谛——外其身而身存。其意是说人们在追求健康长寿时，不应过分惦记自身所患疾病，健康应“顺应自然”，自然而然地使生命走向自己的归宿，这样才有益健康。

然而，又有多少人能够做到顺应自然呢？人们总认为自己是“万物之灵”，能将一切掌控在自己的手中，有时甚至连大自然都不放在眼里，随心所欲地生活。但大自然是有其自身发展规律的，如一年有四季之分，一月有月盈月亏之别，一天之中有日出日落……这些自然现象会在不知不觉中影响人的生理和心理活动，使人像其他生物那样，形成自己独特的生物钟。人体的新陈代谢及其他生理活动都会受到体内生物钟的影响，如白天是人们的活动时间，夜间是人们休息的时间，一日要吃三餐等。人们如果不顺应体内的生物钟，不顺应自然的发展规律，就会患病或出现其他健康问题。

在日常生活中，人们是怎样违背自然规律、破坏自己的健康的呢？

当身体出现疲劳信号时，说明人需要休息了。但是许多人并不理会这种信号，而是继续忙碌，长期以往身体必然会积劳成疾，患上疾病。

有些人患上慢性病后，不是积极治疗，而是自己“硬扛”，使小病酿成了大病、重病，严重危害身体健康。

大小便是人体的自然排泄，但有些人常因各种原因憋大小便。如果经常憋大便，极有可能患上习惯性便秘、痔疮、脱肛，还有可能诱发直肠癌；如果长期憋尿，则有可能引发尿路感染。

众所周知，晚上是睡觉时间。然而，随着现代生活水平的提高，人们的夜生活越来越丰富，有些人通宵唱歌、跳舞、打麻将，不按时睡觉，使身体状况每日愈下。调查研究表明，睡眠与健康有着密切的关系，如果长期熬夜，最易发生癌症；而那些每晚都可睡 7～8 个小时的人，身体比较健康，寿命也较长。

可见，“顺应自然”是尊重健康规律（生命活动规律）的一种表现，在日常生活和工作中，人们只有顺应自然，才能健康长寿。

我国传统医学早就认识到了自然与人体健康、疾病的关系，历代养生家都非常重视顺应自然，并将其作为养生保健的重要方法。中医认为，人要健康，人体内的脏腑经络、气血阴阳要维持相对平衡，人与自然更应协调统一，这就是中医学的“天人合一”、“天人相应”学说。

大自然是不断变化发展的，这些变化中对人体健康影响最大的是气候及环境。中医认为，一年中气候变化的正常规律为春温、夏热、长夏湿、秋燥、冬寒。与之相应的就是自然界中的一切生命有机体都有春生、夏长、长夏化、秋收、冬藏的规律。中医据此提出了顺应四时的健康观念，即“春夏养阳、秋冬养阴”的原则。春夏养阳，是指人们在气候温暖的春夏两季要充分利用自然界提供的天然养分（阳气）来促进人体本身阳气的生长。秋冬养阴，是指人们在气候较冷的秋冬季及时避寒取暖，保护人体内的阳气免受寒冷气候的伤害，固守阳气，从而充实体内的阴精。

人体健康还会受到生活环境、地理区域的影响，中医认为这是“地势使然”。例如生活在寒湿地方的人，容易患上风湿、痹病之类的疾病；生活在寒冷地区的人，身体状况多卫表固密；生活在干燥之地的人，容易患上干燥症等。因此，有条件的人应选择良好的环境生活，这样对健康非常有益。

除了上述两点外，“顺应自然”还要注意做到五谷为养、五畜为益、五果为取、五菜为充，合理饮食，定时、定量进食，摄入时还要细嚼慢咽，均衡摄取各种营养素。“顺应自然”还要养成健康的生活情趣，不妨多读读书、多用用脑，用人类最美好的精神营养“养养心”。此外，人们还应像自然界那样不断地运动，“流水不腐，户枢不蠹”。人们经常运动，人体自然血液流畅，心肺功能不断加强，五脏六腑也能通顺，进而达到延缓衰老，防病祛病，强身健体的目的。

“顺应自然”是对生命的一种珍惜，是拥有健康的一种保证。

第一篇

春生：

健康之"计"在于春

时至春日，阳气升发，大地回春，我们迎来了一年中最好的季节。为了能为一年的健康打下基础，我们一定要做好春季的健康计划。

春季，做好健康计划

要健康，就要顺应春季的气候

我国传统医学认为，春天属于"百草回芽，百病易发"的季节。此时冷暖气团、气流交替活动频繁，天气时冷时热、忽燥忽湿很不稳定，而且春季风沙太大，人体对春季这种多变气候适应性差，容易产生精神疲乏或诱发疾病。因此，一些专家提醒人们，春季里要健康，就要顺应春季的气候，而要做到这一点，可以从下面这几方面入手：

做好预防疾病的准备

进入春天，天气逐渐转暖，而那些致病细菌、病毒等也会随之生长繁殖，因而流行性感冒、麻疹、水痘、流行性脑脊髓膜炎、腮腺炎、猩红热、肺炎等传染病最容易发生。病邪或先侵入皮毛肌肤，或口鼻吸入，初起多有寒热或上呼吸道症状。因此，身体虚弱的老年人和儿童更应该得到重视。

春季养生时应注意保暖，不要急于脱掉厚衣服，特别是清晨和夜晚，穿衣盖被都不可大意。居室应经常开窗通风，减少病菌的滋生繁殖。此外，为了提高身体素质，人们还应多进行室外体能锻炼，增强心肺功能，但最好不要在雾天湿度过大时进行室外活动。春季气温变化快，容易感冒，一旦感冒，应尽早治疗，以防病毒传至下呼吸道，引发肺炎的发生。

早春的气温和气压变化较大，极易导致人体交感神经过度兴奋，血管收缩，血压升高，血液变稠，老年人易发生血管硬化，也易诱发或加重心脑血管疾病。在早春的清晨，人体冠状动脉处于相对不稳定状态，健康人遇寒冷刺激尚能够实现自我调节，而那些冠心病患者调节能力差，所以更易在寒冷的早晨复发心血管疾病。此外，早春呼吸道病菌感染增多，引发血管内皮水肿和血黏度增加，易诱发急性心梗。春季室内干燥，如果水分摄取不足，也可增加血黏度，增大心脑血管病患者的发病风险。因此，早春时节，人们，特别是中老年人应经常测量血压，应适当运动以增强抵抗力，减少病菌感染而诱发心脑血管病的机会，不过心脑血管病患者在过于寒冷的天气应避免晨练，而且在做好保暖的同时，要注意多喝水，降低血液黏度。

远离过敏源

春天，百花争艳，花粉会随风飘扬，而且气候多变，容易引发过敏性、免疫类疾病，如过敏性哮喘、过敏性鼻炎、咽喉炎、皮炎等。某些难治的免疫性疾病，如牛皮癣、红斑狼疮、硬皮病、风湿和类风湿病等也易在此季节发作或复发。慢性病如慢性气管炎、胃及十二指溃疡病、胃窦炎、慢性结肠炎等也易在春季发作或复发。

不让大风伤害你

研究表明，超过每秒 6 米的大风便会令人烦恼，有碍于人的正常思维和工作心情，大风卷起的风沙、尘土刺激鼻腔和咽喉黏膜，也易扰乱人的情绪；多风还使空气中负氧离子大大减少，正离子猛增，使人体内化学过程发生变化，血液中产生大量的血液素，让

爱心TIPS

春季气候多变，对人体生理过程和心理过程影响较大。因此，春季应随时注意增减衣服，积极参加室外活动，早睡早起，以适应春天生机勃发的特点，维护身心健康。

人感到紧张、压抑、疲劳，易导致精神紊乱；春季还容易产生低频的风，对人体的中枢神经会产生巨大的破坏作用。因此，多风的春天交通事故、精神病患者的自杀率也明显增多。年老体弱者、孕妇等由于生理机能调整速度缓慢，更易受风侵袭致病。因此，春季时，大风天应减少外出，做好防风工作，保持身体健康。

先给身体做个“大扫除”

进入春季，人们脱下了厚重的衣服，换上了轻薄的春装，但你是否知道，一到春天，人体内积存下来的废物就会现出“原形”，损害我们的健康。在现代复杂的生存环境中，人体不但要遭受环境污染带来的毒素的伤害，自身也会因不良饮食习惯产生有害物质，如新陈代谢紊乱或过量摄入脂肪、糖等，这些因素会损害脏腑功能，造成腹胀、厌食、便秘等病症，皮肤也会变得粗糙、晦暗甚至产生痤疮、色斑。因此，春季来临之时，我们应尽早进行体内大扫除，为健康打下坚实的基础。

为身体大扫除，先要选好“工具”，这些“工具”主要来自于食物。

食物中的膳食纤维可清除身体内的有毒物质

食物中的膳食纤维，包括纤维素、半纤维素、果胶等。它们具有独特的物理特性，就如同海绵能吸水一般可吸附肠道内的代谢废物，以及随食物进入体内的有毒物质，并将他们及时排出体外，缩短有毒物质在肠道内的滞留时间，减少肠道对废毒物质的吸收。同时，它们又像一把刷子，可清除粘藏在肠壁上的废毒物质和有害菌，使大肠内壁形成光滑的薄膜，从而促使食物残渣快速通畅地排出体外。为了更好的清除体内的有毒物质，人们要注意补充膳食纤维，一般地说，蔬菜中膳食纤维含量为1% ~2%，如果平时能适当多吃点蔬菜，即可满足人体对膳食纤维的需要。

食物中的维生素是抗氧化剂，可清除自由基

我们每天摄入的食物中，含有维生素 E、维生素 C、胡萝卜素、类黄酮等

各种维生素,维生素是人体中的抗氧化剂,可清除人体内的自由基。其中维生素E是最重要的自由基清除剂,能阻止脂质的过氧化作用,防止因动脉粥样硬化而导致的卒中和心肌梗死。维生素C有多种抗氧化特性,并可去除有氧化作用的空气污染物的毒性。随着年龄的增长,人体本身自由基的清除能力有所下降,这时需要补充一定的抗氧化剂,以延缓衰老和维护健康。蔬菜中所含的维生素C、维生素E是非常好的自由基清除剂,我们每天都应多吃一些。

食物中的抗氧化酶可抵御病菌的侵害

抗氧化酶多为居住在肠道内的益生菌。在酶类清除剂中,最出名的是超氧化物歧化酶、过氧化氢酶、谷胱甘肽过氧化物酶等。由于体内抗氧化防御机制并不完全有效,因此需要通过膳食额外补充。大蒜是超氧化物歧化酶含量丰富的蔬菜。另外,红色、紫色蔬菜如紫甘蓝、紫菜尖、红豇豆、红皮萝卜、心里美萝卜等,它们都具有较强的抗氧化功能。酸奶中含有大量益生菌株,经常喝点酸奶能补充益生菌,可以更好地发挥抗氧化酶功能。

> **爱心TIPS**
>
> 要想清除体内垃圾,在日常饮食中还要注意少饮咖啡、可乐及其他含咖啡因的饮品,并尽量戒烟戒酒。人体毒素排出之后,还要及时调理气血,使新陈代谢及内分泌正常。

为身体大扫除,将体内的垃圾一一清除,这样才有利于身体健康。

春季早晚温差大,注意防护

春回大地,万物欣欣向荣,很多人迫不急待地脱去了厚衣服,换上春装,没想到这样做的结果却是得了感冒。出现这种情况,是人们忽略了早晚温差,没有防护的结果。

因温差大而易生的几种疾病

进入春季,特别是在冬春交替的早春时节,早晚温差特别大,有时可能达到十几摄氏度。气温忽冷忽热，如果人们不注意防护，很易生病。

春季容易引起哪些疾病呢？春季气温不稳定，最易引发呼吸道疾病。呼吸道疾病最大的危害是引发多种并发症，如气管炎、支气管炎、肺气肿、肺心病等，因此不可掉以轻心。

春季里，由于儿童免疫力低，很容易得感冒，家长一定要注意。春季处于冬夏之间，是寒去热来的转折期，气温变化较大，早晚凉中午热，而且还可能会忽冷忽热，儿童脏腑娇嫩，形气未充，极易受外邪侵袭；如果此时儿童的饮食热量太高，特别喜欢吃肉类、鱼类、奶类等食物的话，就极易生内热，表现出手足心热、大便干燥、心烦易怒、夜卧不宁、口腔异味等症状。俗语说“内无热，外无感”，如果内热出现，就会引来外感。因此，内热是反复感冒的主要因素，而温差大又是引起儿童内热的主要“凶手”之一。

合理穿衣应对温差大

合理穿衣，因时增减衣服是应对春季气温变化大、早晚温差大的有效方法。人们应根据自己的年龄、体质，因时选择不同的衣服。如春季温差大，许多家长怕孩子受凉，常给他多穿衣服。但儿童往往爱动，容易出汗，衣物多穿了，出汗也就多了，反而更容易感冒。因此，正确的穿衣方法就是随气温变化，及时增减衣物。早晚天气凉时不妨多穿件外套，中午暖和时就适当减件衣服。

如果脾胃虚弱、卫阳不固或机体有内热，在早晚温差大时，特别容易受风邪病毒侵袭而生病。因此，一定要注意保暖，适时增减衣服。

此外，在春季宜穿宽松的内衣裤，这样穿有利于人体的阳气与春季自然界阳气升发相应；而春季宜穿中厚丝织料子的外衣，这种衣料能较好地适应春天温热阴寒的要求。

改变自己的生活方式

在早晚温差大的时候调整自己的生活方式也是呵护健康的一种方法。

早晚温差大时，哪些生活方式应该改变呢？

◎ 老人要改变自己早起锻炼的生活方式。许多老人都有早起锻炼的习惯，但在乍暖还寒的春季，进行户外锻炼的最好时机并不是在早上，而是在温度适宜的10点以后，或下午15点左右。而且锻炼时不要空腹，最好能稍微吃点食物；自己的常用药也一定要备好，感到不适后应马上停止锻炼。锻炼时一定要穿合适的衣服，不可过厚，出汗后也不宜马上脱衣。

◎ 儿童运动后不可立即“降温”。儿童特别喜欢动来动去，不一会儿就会满头大汗。有些家长为了给孩子“降温”，喜欢让运动出汗的孩子到风口处凉快，有时还使用电风扇或空调，或让孩子快速食用冷饮等为孩子降温。这是错误的，这种做法会使孩子敞开的毛孔迅速闭合，导致体内调节失衡，严重的甚至可以致命。正确的做法应是给出汗的孩子喝些温白开水，这样不但可预防疾病，而且对孩子的胃肠道和肺部有益。

◎ 爱心TIPS

新买的衣服常常存在甲醛残留、色牢度不够、PH偏酸等问题，如果直接穿新衣服，极易患上皮肤过敏等疾病。因此，为了自己的健康，最好在买回新衣服后先将衣服洗涤一下再穿。

春日里不可忽视护脚

进入春季，万物复苏，我们的身体也不例外，新陈代谢变得旺盛起来。这一时期，科学地调理身体，可使人精力旺盛，身体康健。要调理身体，应先调理有“人体第二心脏”之称的脚。双脚承载着全身的重量，而且脚底还满布微血管及神经，一旦发生病变，将严重影响健康。

我国古代养生典籍《养生论》中曾这样记载：“春三月……至夜卧时，用热汤下盐一撮，洗膝下至足方卧，以泄风毒脚气，勿令壅滞。”这些记载表明春季是护脚的最佳时节。

下面介绍一下春季护脚的主要方法：

坚持科学泡脚

脚是人体距离心脏最远的部位，在寒冷的冬季，脚部血管易收缩，血液运行易发生障碍，导致出现多种疾病。进入春季后，尽管不再像冬日那样寒冷，但脚部的血液循环依然较弱。如果每天晚上坚持科学地用热水泡脚，不但能疏通经络，使血液运行通畅，还能缓解疲劳。如果在泡脚后能用双手搓搓脚，其保健效果会更好。另外，在脚部涂抹一些护肤品，还可防止脚部皮肤干燥。

注意脚部保暖

俗话说“寒从脚下起”，这是因为脚离心脏远，微循环比较弱。因此，做好脚部的保暖工作非常重要。春季早晚气温差较大，晚间睡觉时盖好被子，不要将脚伸出被外，穿鞋时最好穿上袜子。

走路保持正确姿势

由于站立、行走或奔跑时，全身的重量都会落在双脚上，要想护好脚，走路的姿势一定要正确，这样不但能行好路，还能保护脚的健康。走路的正确姿势是：双眼平视前方，抬头挺胸，腰部挺直，收紧小腹，提臀，脚的蹬着力点侧重在跖趾关节内侧。此外，走路时还要轻抬慢行，尽量少去攀爬危险小径或陡坡，防止出现碰撞、扭歪、踏压、蹦跌等意外。做好踝和肢关节的防护工作。

> **爱心TIPS**
>
> 在按摩脚心时，一定要注意下面这几个问题：饭后1小时内不得按摩；在同一部位上不能连续按摩5分钟以上；按摩后30分钟内应饮50℃以上的温开水；按摩所用的手指甲不宜太长，其他工具也应光滑无刺，以免损伤皮肤。

经常进行脚部练习

要做好护脚工作，就要经常练脚。春季最好的练脚方法就是坚持散步。进入春季，万物复苏，空气清新，每天坚持早晚两次散步，坚持走万步以上，能起到良好的锻炼效果。如果有条件，最好能在石子路上走一走，借摩擦刺激脚底神经和血管,加速血液循环。这种锻炼方式即使在阴雨天气也应坚持。

治疗脚部疾病

调查研究表明,62%的脚病患者对自己的脚病听之任之,很少去医院医治。但如果长期如此,会引起人体其他部位的疾病。因此,患了脚病后,一定要及时去医治。不要轻视扭伤、脚气、皲裂等脚病,而应及时、认真地养护和治疗,减轻症状。

学会按摩脚部的方法

由于脚底布满了微血管和神经,科学、合理地按摩脚,不但能强身健体,而且还可增强人体免疫力。"搓脚心"是人们常手的按摩脚部方法。其具体做法为用搓、揉、按、压等手法,刺激脚底部相应穴位。

"春捂"是健康的硬道理吗

我国自古以来就有"春捂秋冻"的说法,所谓"春捂"是指"春不忙减衣"。现代医学也认为在乍暖还寒的春季适当"春捂"没有错。那么,为什么要"春捂"?什么时候"春捂"?又该怎样"春捂"呢?

"春捂"原因揭秘

春季早晚温差较大,正是"春捂"的主要原因。由于春季是由寒冷冬季向炎热夏季过渡的季节,这一时期阴退阳长、寒去热来;而且春季阳气渐升,而阴寒未尽,所以冷空气仍在频繁活动,气候多变,温差很大就成为这一时期天气的主要特点。如果我们这时候不注意穿着,衣着单薄,极易感受春寒而染病。因此,我国历代养生家都提倡"春捂"。

了解"春捂"四指数

春季里,什么时候应该"春捂"呢?为了方便人们,医疗气象学专家提出了四个"春捂"指数。

●"春捂"的时机。冷空气来临之前的24～48小时之间　医疗气象学专家研究发现，春季中的多种疾病（感冒、消化不良、中风等）的发病高峰与冷空气来临和持续降温的时间关系密切。因此，他们提出"春捂"的最佳时机应为气象台预报的冷空气来临之前24～48小时。

●"春捂"的气温。春捂的临界温度是15℃　对需要"春捂"的人群（老年人或体弱多病者）而言，可将15℃视为"捂"与"不捂"的临界温度。即当气温持续在15℃以上且相对稳定时，就不必"春捂"了。

●"春捂"的温差。早晚温差大于8℃时应该"春捂"　"春季的天，孩儿脸"，前一刻可能是暖风拂面，春暖花开，下一刻就有可能寒风阵阵，凉意逼人。面对多变的天气，人们最好能根据气温变化增减衣服，当早晚温差大于8℃时就应该"捂"了。

●"春捂"持续时间。7～14天为宜　尽管要"春捂"，但随着气温回升，"捂"着的衣服总要减下去。不过，值得注意的是，减衣时不宜减得太快，否则就有可能出现"一向单衫耐得冻，乍脱棉衣冻成病"的情况。"春捂"应该持续多长时间才算到位呢？医疗气象学专家认为，当气温回冷时应加衣御寒，但即使此后气温回升了，成人也应再"捂"7天左右，而那些体弱者或高龄老人应"捂"14天以上，待身体适应后再减衣。

"春捂"的部位

"春捂"时要"捂"哪里呢？专家指出，"春捂"时要"捂"腿和"两头"。

●腿。人体下半身的血液循环要比上半身差，极易受到风寒侵袭，因此"春捂"时一定要将下半身"捂"得暖和些。特别是老人和体弱者，在春天较低的气温时，下半身最好穿较保暖的衣裤鞋袜，不能穿得过于单薄，女性最

> ◎ **爱心TIPS**
>
> "春捂"要"捂"得适当，衣服并不是穿得越多越好。脱衣时要递减，而不能一下子脱得过多，穿得过于单薄。

好不要过早穿短裙。为了促进血液循环，在“春捂”的同时还应该加强腿的锻炼。

◎ 头颈和双脚。除了双腿，“春捂”的重要部位还包括头颈及双脚。老人，尤其是头发稀疏者，不宜过早摘下帽子、围巾。因为整个冬天都在帽子、围巾温馨保护下的头颈，已经习惯于这种生活环境，若在乍暖还寒的气温下，突然失去保护，就容易遭致风寒头痛、感冒伤风。同时，若在早春疏于保护，颈椎病、肩周炎等就会乘虚而入。尤其是已有颈椎增生的中老年人，若在春寒时长久暴露于寒湿中，常导致局部肿胀，颈椎病症状的加重。一些老年人在早春时颈部疼痛、僵硬不适、头昏、肩重、手麻、乏力等缠身，正是源于颈部疏于保护之故。

早春容易使人大意的是一双脚的保暖和保护。一些人常早早地换上春装，穿上凉鞋，早春的寒气与湿气也悄悄地乘虚而入，由下而上，由表入里，侵透骨骼、关节，尤其是踝露的脚趾与踝、膝关节，使双足或小腿在不知不觉间会感到酸胀不适，走路酸痛，下肢沉重、乏力、关节僵直等。

春季的六个健康讲究

春季是四季之首，此时有阳气升发、万物复苏的喜悦，也有多风、乍暖还寒、昼夜温差大的气候特点，所以春季养生一定要掌握这些特点，顺应春令舒畅生发之气，注意气候多变，从饮食、起居各方面加以调适。

调养精神

春天阳光明媚，风和日丽，精神调适应做到疏泄条达，心胸开阔，情绪乐观，戒郁怒以养性。假日去踏青问柳、游山戏水，陶冶性情，会使气血调畅，精神旺盛。

防风御寒

春天宜早睡早起，到室外多活动，舒展形体，使一天精力更加充沛。春天要特别注意防风御寒，养阳敛阴。根据初春天气乍寒乍暖、一日三变的特点，衣服不可顿减，过早脱去冬衣，可使肺受寒，易引发呼吸系统疾患。根据“春捂秋冻”的原则，一定要随气温的变化增减衣服，以适应春季气候多变的规律。

调节饮食

春天新陈代谢旺盛，饮食宜甘而温，富含营养，最好坚持健脾扶阳的食养原则，饮食宜清淡可口，忌过于酸涩，忌油腻生冷，尤不宜多进大辛大热之品，如参、茸、烈酒等，以免助热生火。春天宜多吃含蛋白质、矿物质、维生素（特别是B族维生素）丰富的食品，特别是各种黄绿色蔬菜，如瘦肉、豆制品、蛋类、胡萝卜、菜花、大白菜、柿子椒、芹菜、菠菜、韭菜等，此外，还应注意不可过早贪吃冷饮等食品，以免伤胃损阳。

合理运动锻炼

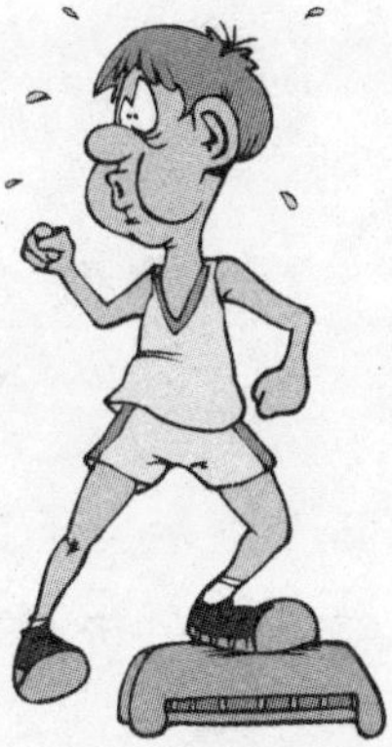

一年之计在于春。春天是体质投资最佳的季节。春天空气清新，这种环境最有利于吐故纳新，充养脏腑。春天多锻炼，会增强免疫力与抗病能力，减少患流感等各种疾病的几率，且令人思维敏捷，不易疲劳。人们可根据自己年龄与体质状况选择户外活动，如太极拳、慢跑、放风筝、春游踏青等。

预防春困

春天风和日丽，但人却易感到困倦、疲乏，早晨也总是睡不醒，这种现象就是大家所说的“春困”。春天犯困不是需要更多的睡眠，而是因体内循环出现季节性差异，皮肤末梢血液供应增多，汗液分泌增加，各器官负荷加重，供应大脑的血液相对减少造成的。那么，怎样减轻与预防春困呢？一要保证睡眠，早睡早起，克服消极懒惰情绪；二要积极参加锻炼和户外活动，改善血液循环；三要适当增加营养，研究证明，缺乏B族维生素与饮食过量是引发春困的重要原因，故宜多吃含维生素B族丰富的食品，吃饭不宜太饱；四要保持室内空气流通，少吸烟，如不太冷，适当减些衣服，或用冷水洗脸，都会使困意尽快消除。

做好防病工作

春天温暖多风，最适于细菌、病毒等繁殖传播，易发生流感、肺炎、支气管炎、流脑、猩红热、腮腺炎以及病毒性心肌炎等疾病。所以一定要讲卫生，勤洗晒衣被，勤除虫害，开窗通风，提高身体防御能力；传染病流行时最好少去公共场所，避免被传染；春天又是气候交替的过渡季节，若不重视保健，或喜欢多食辛热助火之品，很容易被时令之邪引发，导致旧病复发，如偏头痛、慢性咽炎、过敏性哮喘、高血压、心肌梗塞、精神病等，应特别注意从衣食住行方面进行调摄预防。

> **爱心TIPS**
>
> 进入春季后，我们在关注身体健康的同时，也要注意心理健康，应该力戒暴怒、忧郁，保持欢乐的心情，用明朗的心境迎接明媚的春光。

春季要做好性保健

春季的大地一派欣欣向荣的景象，人们的心情也变得愉快起来，春心萌发，性生活也开始活跃、增多了，这是人体适应春季生发之性的表现。

春季对性生活的影响

春季会对人们的性生活有哪些影响呢？春季对性生活的影响主要体现在两方面，一是春阳升发，二是春风吹拂。

春阳初升，气候由寒转暖，从阴转阳，内心也开始蠢蠢欲动。我国古代对男女相恋之情，也有“春情”之喻。少女怀春，少男春心萌动，有时还有可能出现遗精现象，甚至做春梦，有梦交之情，这是因为春季升发之气促动，使健壮的少男少女发生了性兴奋，这是正常的生理行为。春季，许多人还好发“青春痘”，面部痤疮斑斑点点，这是性激素偏旺的象征。

中医认为，春风当令，应于肝木，肝气旺于春季。肝气疏泄，具有舒畅、开展、调达、宣散、流通等功能，因此人们一到春天就爱外出踏青春游，此时季节特征也会使人出现春情萌动之态，即所谓的“春心荡漾”。这时过性生活要迎合春季特点，使生发之性充分展露，使身心调畅，意气奋发，不可恼怒抑制，否则就有悖春季疏发之性。

春季性生活宜调适

春季气温由寒转暖，天时由阴转阳，性生活也由少增多。不过性生活宜调适，不可任意放纵，否则极易耗伤自己的精气。

◎ 春季纵欲过度可致阳痿。医学专家指出，近年来，患阳痿的男性日趋年轻，特别是在春季，阳痿的发病率较其他季节高。专家指出，由于经过了寒冬，人体各项机能在春天开始活跃起来，性腺也不例外，再加上春天天气暖和，人的活动能力也增强，所以此时人的性欲会特别旺盛。而有的年轻人仗着身强力壮，任由自己的欲望泛滥，很容易导致中医所说的“房劳过度”，从而引起阳痿。为此，专家建议，即使在春天这样容易产生性冲动的季节里，年轻人性生活频率也最好控制在每周 1 ~ 3 次，中年人每周 1 次左右，而老年人则适宜每两周 1 次。

◎ 女性易感染尿道炎。除了男性，女性的生殖健康在春季也会受到威胁。春天气温改变，湿度增加，是适宜细菌孳生的季节，这一时期，也正是女性尿道炎发病的高峰期。女性尿道较短，尿道口又在会阴部附近，细菌容易侵入尿道；加上春季气温通常在20℃以上，人体出汗多，女性的外阴部汗腺又特别丰富，如果护理不当，使外阴长时间在潮湿的环境中，细菌会繁殖得特别快，容易导致尿道发炎，出现尿频、尿急、尿痛，严重者还会出现畏寒、发烧等症状。

> **◎ 爱心TIPS**
>
> 在温暖的春夜中，呼朋唤友喝点啤酒、谈天说地是非常惬意的事。但是你知道吗，饮酒会直接影响生殖系统的健康，特别是正处于青春发育期的男孩。

不过，尿道炎是可以预防的。在大量出汗以后，女性要补充充足的水分,以免因饮水不足造成尿量少而浓,以致不能及时把细菌等有害物质排出体外。此外,内裤不宜过小或太紧,也不能用化纤织品做内裤。内裤的面料应以吸湿性、透气性均好的棉、麻织品为佳,每天换洗后应晾在通风透气和可以晒到太阳的地方。大便后卫生纸应由前向后抹拭,以免污染尿道。少用碱性清洗液,以免破坏女性阴道内弱酸性环境,降低对细菌的防御能力。

春季宜做饮食调理

春季饮食原则

早春时节，气候乍暖还寒，直到中期，气温才逐渐稳定，到了春夏交替的时节，气温又开始呈上升趋势。在这个季节中，饮食也要从耐春寒到防体热，按照气候变化的程序有所过渡。

早春时节饮食重在御寒

春季的第一个月是早春时节，这时正处于季节的过渡期，冬季的寒冷空气刚刚开始撤离，在这个过程中，御寒仍然是养生保健的重中之重。在饮食方面，应该选择热量较高的主食，比如谷类。此外，经常食用黄豆、芝麻、花生、核桃、红薯等食物，也能及时补充能量，抵御冷空气的入侵。

寒冷的气候会刺激人体内蛋白质的分解，蛋白质分解过快会导致收支不均，使人体抵御寒冷的能力降低。因为蛋白质内含有丰富的蛋氨酸，这种物质最重要的功能就是增强人体的耐寒能力。因此在早春时节应该注意补充优质蛋白，常吃蛋类、鱼虾、牛肉、鸡肉、豆制品等含有优质蛋白的食物。

在寒冷的气候下，应该适当吃些辛温的食物，比如葱、姜、蒜、韭菜、芥末等能散寒助阳的食物，同时这些食物具有杀菌防病的作用，也有利于春季保健。而瓜类果蔬属于性寒的食物，早春时节要少吃或不吃。

仲春时节饮食少酸多甘

春季的第二个月是仲春时节，这时冷空气渐行渐远，气温升高明显，万物升发势头渐强，肝气也随万物一起升发，但升发至亢盛之时，就会伤及脾胃，影响消化功能。根据五味入五脏的原则，酸味入肝，甘味入脾，因此春季可适量食酸。但由于大多数人肝气旺盛，而过旺的肝气对身体有害，这样的人应少吃酸味食物，过酸的食物或肥肉、糯米等黏、腻的食物要尽量少接触，避免肝气过旺。同时，要相对增加甜味食物，比如大枣、蜂蜜、花生、山药、土豆等，以滋补脾胃。黄绿蔬菜、豆制品、瘦肉等食物能清肝养脾，也可以适当多吃些。此外，仲春时节，各种野菜已经生成，其中不乏营养丰富且有治疗作用的品种，不妨及时对症食用。

晚春时节饮食重在清淡

春天的最后一个月是晚春时节，这段时期气温继续升高，在饮食方面，就要注意清凉饮食，以免过高摄入热量生出内火。羊肉、狗肉等有大补功效的食物及辣椒、花椒、胡椒、麻辣火锅等辛热食物此时不要多吃，以免生出疮痈疖肿的毛病来。清淡的饮食是这个时节的首选，可适当多喝绿豆汤、酸梅汤、绿茶。

多吃应时食物

不同的食物成熟于不同的季节，但现代农业技术已让反季节食物与应季食物占有了同等的市场份额。在这种情况下，热衷于养生保健的人应该保持理智。因为万物都要依据自然规律生息，人作为自然界的一分子，其身体特质也随着自然变化而有所不同，所以应季的食物更适合于养生。比如春天的时候人们易患一些皮肤病或口唇炎症，甚至发生夜盲症，这时要多吃些胡萝卜、菠菜、芹菜、柿子椒等应季蔬菜，其补充维生素及矿物质的效果会优于反季蔬菜。

增加果蔬比重

在万物生发的春季，一些细菌、病毒等有害生命也开始生发，随着活动能力日渐加强，它们对人体的危害也会越来越大。果蔬中含有丰富的维生素和矿物质，能够有效提高人体抵抗能力，因此在春季的饮食结构中，要相对加大果蔬的结构比例。

维生素 C 有抗病毒的作用，富含维生素 C 的果蔬有油菜、柿子椒、西红柿、小白菜、柑橘、柠檬等。

维生素 A 有保护呼吸器官，增强呼吸系统抵抗力的作用。富含维生素 A 的食物主要有胡萝卜和黄绿色蔬菜。

维生素 E 能提高人体免疫力，增强抗病能力。富含维生素 E 的果蔬有绿色卷心菜、菜花等。

排除体内旧毒

一个冬天的时间，人都被包裹在厚重的衣物之内，吃着高粱厚味的食物来抵御寒冷，体内聚集了大量的脂肪和毒素。所谓“千金难买春来泄”，春季是排毒的好季节。苹果、鲜奶、草莓、樱桃、葡萄等都具有较好的排毒效果，每天早上喝一杯奶，吃些水果，可收到非常明显的排毒效果。此外，绿豆汤也是排毒的佳品，如果在绿豆汤中配些含有排毒胶质的海带同煮成粥，排毒效果更好。水是人的生命之源，人在任何季节都离不开水，健康的人一天要保证八杯水，这不仅是最基本的保健方法，也是最好的美容塑身方法。除此而外，多喝水还是一种绝佳的排毒方法，这是因为水是最好的排毒载体。因此，在最适合排毒的春季注意水分的补充，有助于“春泄”。当然，我们不必把喝足八杯水当做一件“艰巨的任务”，事实上，果汁、汤水等都是水，多变换一下品种，更有助于补充水的乐趣，同时还能取得养生保健的效果。

早餐吃好人不困

春季，人爱犯困，针对这种情况，可以对早餐进行相应的调整。东方人早餐喜欢吃面条、油条的比较多，而春季犯困的状况也相对明显，这是因为面条、油条一类的食物含油脂较多，并不适合长期作早餐。比较适合东方人的早餐方式是喝一碗粥，吃一个鸡蛋，还要加上一杯奶。如果精神疲惫，不妨在适当的时候加上一杯茶。这样的早餐在大多数人看来好像有点不伦不类，但这却是春日早晨最健康的早餐。

爱心TIPS

春节时期要坚持禁止暴饮暴食，不要贪图美酒佳肴，每餐只吃八分饱为宜。每餐不要做得过多，不要总是剩许多饭菜热来热去。在制做菜肴时，要少盐、少油、少糖，多用蒸、煮、烫、炖、烤、凉拌的制做方法。另外，还要注意不要没完没了地吃零食。

春季时令性饮食面面观

春天美景在丰富人们生活的同时，也激发了人们品尝时令蔬菜的兴趣。在万物复苏的春季，有哪些时令蔬菜呢？我们又该怎样吃这些时令蔬菜呢？

春季的时令蔬菜

《黄帝内经》曾说过“食岁谷”，即是指吃时令食物，这样才有益健康。春天有许多时令蔬菜，如葱、春韭、菜心、茼蒿、莴苣、豆苗、蒜苗等。下面分别介绍这些常见的时令蔬菜。

春葱。小葱是人们非常喜欢吃的春季时令菜之一，含有丰富的营养，如维生素A、C等，此外，葱还含有胡萝卜素、钙、镁、铁等。其中，小葱中还有有挥发油性质的葱蒜辣素，具有杀菌的效果。春季食用小葱，可起到发汗、杀菌、祛痰、利尿的作用，经常食用，有利于身体健康。葱的食用方法很多，既可以直接生吃，又可做成熟食，如小葱拌面、小葱烙饼等。

◎ 蒜苗。蒜苗是春季不可多得的抗菌菜，经常食用，可杀菌防流感。春季常吃的蒜苗是从抽薹大蒜中抽出的花薹。蒜苗和春葱一样含有葱蒜辣素，这种辣素能杀死病原菌和寄生虫，同时还可醒脾胃和消积食，防止伤口感染。由于春季是多种疾病的高发期，在这个季节里多吃些蒜苗可以抵抗疾病。不过，烹炒蒜苗时不宜过烂，否则会破坏所含辣素的功效，减少其杀菌的作用。肠胃积热、大便秘结、口腔溃疡者要少吃蒜苗，而失眠烦躁者晚餐时最好不要食用蒜苗。

◎ 春韭。韭菜是春季时令蔬菜中的佼佼者，它脆嫩鲜美，清香馥郁，营养丰富，深受人们的喜爱。

韭菜中含有对人体健康十分有益的植物性芳香挥发油、硫化物、纤维素等成分，具有促进食欲的作用，对老人、孩子、孕妇等体质较弱的人来说，多吃韭菜对健康十分有益。

韭菜还可作药用，如韭菜炒鲜虾，可以壮阳益精，健脾补肾，治疗腰膝无力、盗汗、遗精、尿频等；韭菜汁、生姜汁加糖调服，可治疗妇女孕期恶心、呕吐；韭菜炒猪肝或猪肾，可以治疗老年肾虚所致的耳鸣、耳聋、眼目昏花、阴虚盗汗；韭菜炒鸡蛋可温中养血，对虚性哮喘、痰多等有疗效。孩子若误食了小玩具、钮扣等，食炒韭菜可以帮助异物排出。

韭菜营养丰富，适合大多数人食用，但阴虚内热、患疮伤及患眼疾的人应慎食。此外，韭菜最好现食，不要久放，因久放后韭菜内的硝酸盐会转化成亚硝酸盐，食后会出现头晕、呕吐、腹痛、冷汗等中毒症状。

◎ 茼蒿。茼蒿是春季的时令菜，营养非常丰富，含挥发油、脂肪、蛋白质、维生素、磷、铁、钙等，经常食用，有清血养心、润肺消痰的作用。

◎ 菠菜。尽管一年四季都有菠菜，但以春季最为鲜嫩可口。一些营养专家指出，春季的菠菜具有滋阴润燥、舒肝养血作用，可辅助治疗春季因肝阴不足所致的高血压、头晕、糖尿病、贫血等病症。菠菜含草酸较多，烹制菠菜一定要讲究方法，做菜前宜先用开水烫软，然后再炒，否则会有碍钙和铁的吸收。此外，菠菜根含有纤维素、维生素和矿物质，却不含脂肪，对控制或预防糖尿病的发生有较高的食疗价值，因此不可摘去浪费。

春季健康吃冬藏菜

尽管春季的时令果蔬陆续上市，然而过冬的蔬菜（萝卜、白菜、土豆等）依然四处可见。春季怎样吃这些冬藏菜呢？

◎ 土豆。那些有黑斑、表皮发青、发芽的土豆一定不要吃。发芽土豆不仅要切掉芽仔，还应把根部1.5厘米处挖掉，局部发青的，把青的部位削掉后再食用，而且一定要煮熟或炒熟后再吃。

◎ 甘蔗。春季出售的甘蔗多是秋季存储下来的，不少甘蔗断面上有红色的丝状物，有酸味，这是甘蔗霉变的表现。专家指出，霉变甘蔗含有神经毒素，吃后极易损伤人体中枢神经系统，食用后2~8小时即可发病，严重者还会出现昏迷、呼吸衰竭、死亡，其死亡率和出现后遗症的概率可达50%。购买时要选看上去新鲜，切口呈淡黄色的储藏良好的甘蔗。

> ◎ **爱心TIPS**
>
> 春季吃蔬菜时，最好要吃本地菜，本地菜不用运输，营养流失少；外地菜需要运输、贮藏，在这个过程中会流失很多营养。

阳春三月不离豆

阳春三月，各种绿色蔬菜竞相上市，尤其是鲜豆类中的蚕豆、豌豆和荷兰豆。此时正是它们刚刚长成、鲜嫩美味，也是营养最佳的时期。这一时节，不妨多吃些豆。

春季豆类食品的营养价值

春季吃豆补阳气。春天是阳气升发的季节，多吃些热量相对较高的大豆类食物，能调养阳气、滋补身体，并能在减少人体脂肪含量的同时，增强人体免疫力。

老年人吃豆可清补。体弱的老年人平时常吃些红小豆粥，既味鲜可口，又易消化，保护胃肠。

孩子吃豆保健康。春季是孩子一年中生长发育最快的时候，消化吸收功能大大增强，饭量也加大，这时需要父母为孩子增加营养，以补充身体所需，豆类及豆制品中丰富的钙质正好适用于这个时期。同时，豆制品中的优质蛋白质能为孩子的快速发育提供必要的蛋白。此外，春季温差大，孩子易生病，豆类中所含的丰富的营养成分能有效为孩子提高身体抵抗力。

豆类是女人的保护神。豆类脂肪含量低，营养丰富，同时含有能有效对抗癌细胞、防止肿块形成的蛋白酶。多吃豆类能预防心脏病和乳腺癌，尤其是扁豆，在对抗乳腺癌的过程中功绩最大，而豌豆、黄豆、扁豆和花生在预防心脏病方面也有较大的贡献。此外，豆类所含的异黄酮还能帮助调节女性荷尔蒙，缓解女性更年期症状，同时还具有美容、护肤等作用。它所含的丰富矿物质，能有效预防女性骨质疏松症。

既健脑、防癌又补钙降脂的蚕豆

蚕豆富含蛋白质，所含氨基酸种类也较齐全，特别是赖氨酸，蚕豆中赖氨酸含量较高。蚕豆还含有调节大脑和神经组织的钙、锌、锰、磷脂等营养物质，经常食用，有增强记忆力的作用。学生或脑力工作者可适当进食蚕豆。蚕豆中的钙，有利于骨骼对钙的吸收与钙化，能促进人体骨骼的生长发育。蚕豆中的维生素C可延缓动脉硬化，蚕豆皮中的膳食纤维可降低胆固醇、促进肠蠕动。研究表明，蚕豆还是抗癌明星食物，经常食用可预防肠癌。

优良蛋白质的来源——豌豆

豌豆是人们经常食用的食物之一，所含蛋白质量高质好，且还含有人体所必需的各种氨基酸，处于生长发育期的孩子多吃豌豆大有益处。豌豆富含粗纤维，具有清肠、降低胆固醇、防癌的作用。在所有豆类食物中，豌豆含钙、磷量较低，因此烹饪时要选高钙食物搭配，如与小白菜、油菜等搭配，不仅味道鲜美，而且营养丰富。即使豌豆对身体非常有益，但一次也不可吃太多，否则会引起腹胀，每次食用以不超过50克为宜。

可增强人体新陈代谢的荷兰豆

如今荷兰豆已成为人们经常食用的蔬菜之一，它含有一般蔬菜所没有的止杈酸、赤霉素和植物凝素等物质，可起到抗菌、消炎的作用，经常食用，可增强人体新陈代谢功能。此外，荷兰豆还富含胡萝卜素、维生素C，经常食用，可滋润皮肤，抑制黑色素形成，有利于美容。

> **爱心TIPS**
>
> 荷兰豆是人们喜欢的豆类之一，主要吃豆荚，而不是豆。因此，购买荷兰豆时不要选择太宽太厚的，而应挑选那些大小均匀、颜色发绿的。

春天里来野菜香

春季万物新生，气温变暖。深受人们喜爱的野菜也从田间地头冒出来，为人们的餐桌增添了更多营养美味。

野菜的营养价值

春季人们经常食用的野菜有完全野生和家养之分，其实这二者的营养相差无几，只是野生的野菜味道更浓。春季可供食用的野菜有很多，如益母草、马齿苋、荠菜、蕨菜、枸杞芽、蒲公英、珍珠菜等。

吃野菜不仅能尝个新鲜，野菜中丰富的营养价值和药用价值也非常有利于健康。专家指出，大部分野菜的维生素含量均高于一般蔬菜，如歪头菜、羊乳菜、打碗花等野菜的胡萝卜素含量远远高于人们常吃的胡萝卜、菠菜。此外，野菜的膳食纤维含量也高于普通蔬菜，常常食用有助于去除体内污染物质，治疗便秘，防止结肠癌。

春季常吃的野菜

苦菜。别名苦荬菜、苣菜、败酱等。苦菜味苦性寒，具有清热凉血、解毒、消肿排脓的功效。苦菜中含维生素C及大量铁质、蛋白质、脂肪、糖类、胡萝卜素、B族维生素及钙、磷等，春季常食可清热凉血，降内热，并可减少因内热而外感风寒的患病率。

马兰头。又叫马兰、螃蜞头草、田边菊等，营养丰富，维生素C、维生素A、蛋白质、脂肪、钙、铁等人们必需的营养物质含量都比较高。马兰头味辛性凉，春季食用，可辅助治疗口腔溃疡、咽喉肿痛、血痢等病症。经常食用马兰头，还能达到清火明目的目的。

荠菜。是人们春季常吃的野菜之一，别名护生草、荠、芊菜、鸡心菜等。荠菜能凉肝止血、明目降压、利湿通淋，对痢疾、水肿、吐血、便血、目赤疼痛等症有食疗作用。春季是养肝的最佳季节，吃荠菜正适时令。荠菜宜选用嫩叶为食，以扁茎叶细小者为佳，全草晒干及花叶子可入药。不过，在食用荠菜时，应先焯水去除其中所含的草酸。

刺儿菜。又被称为小蓟、蓟蓟菜，是春季常见的野菜之一。刺儿菜味甘、苦，微寒，有凉血止血、清热解毒的功效。现代医学常应用于急性传染性肝炎、高血压及出血症状。吃刺儿菜时，宜洗净，蘸酱生吃，这样吃可缓解人体因内热及春季干燥引起的出鼻血等症状，但体虚胃弱者不宜吃。

吃野菜时的注意事项

尽管野菜营养丰富，不过在吃时也应注意下面这些问题：

吃野菜要防过敏。研究表明，有相当一部分野菜含有可导致人体过敏的物质，易过敏的人吃野菜后，往往会引起过敏反应。如有的人吃了灰菜、马齿苋、槐花等野菜后，暴露在太阳下的皮肤就会出现发红，起疹。有些人吃多了野生蒜，就会出现咽喉干燥、眼目赤肿等症状。因此，吃野菜时，一定要防过敏。如果自己是过敏体质，应尽量少吃野菜。

◎ 吃野菜要掌握好量。大多数野菜性寒味苦，有清血败火的功能，但多吃往往会伤及脾胃，引发胃痛、恶心、呕吐等轻微中毒症状。例如，野生荠菜吃多了，有可能出现脾胃虚弱、血淤气滞等症状。因此，不管吃什么野菜，一定要掌握好量，尝尝鲜就可，不可长期大量食用。如果吃野菜后出现周身发痒、浮肿、皮疹或皮下出血等症状，应马上停止食用，到医院诊治，以免损害肝、肾功能。

◎ 野菜的食用方法要正确。营养专家指出，野菜不宜久存，宜现买现吃，越新鲜越好。烹制野菜，如马齿苋、柳树芽、野苜蓿时，宜先用开水焯烫，尽可能去除其潜在的毒素。

> **◎ 爱心TIPS**
>
> 吃野菜时，一定要吃新鲜的。洗切和下锅烹调的间隔时间不宜过长，以免造成维生素、无机盐的损失。久放的野菜不但不新鲜，而且营养成分减少，味道很差，最好不要食用。

春季饮食养肝为先

肝脏是人体中最大的腺体，有代谢、分泌胆汁、解毒、排泄废物的作用，在免疫、凝血和热能供给以及水与电解质的调节过程中也起到重要的作用。因此，它被称为人体的物质代谢中枢、人体最大的化工厂和清洁器。按照中医五行理论，肝属木，春木旺盛，因而春季肝主事，所以春季要重点护肝。

春季养肝的饮食方法

◎ 以脏补脏。俗话说“吃啥补啥”，对于需要进行补肝的人来说，吃些动物肝脏有直接的补益作用。比如鸡肝能补血养肝，是养肝佳品。食用其他动物肝脏效果也很好。但需要注意的是，如果机体不虚，就不要吃大量的动物内脏进补。动物内脏含蛋白质、胆固醇和矿物质较高，有肝胆病、肾病、痛风病或血脂偏高的人应该注意少吃或者不吃。

◎ 以酸补肝。在我国传统医学中，五味对应五脏，酸味入肝，因而食用酸味食物有养肝作用。平时可进食些食醋，有平肝散瘀、解毒杀菌的作用。但要注意食用酸味不要过量，以免引起肝火过旺，伤及脾胃。

◎ 养血护肝。以血补血，也是中医常用之法。肝主藏血，以血补血是养肝护肝的好方法。鸭血即是保肝的佳品之一，能治贫血。此外，菠菜是春天的应季蔬菜，它有滋阴润燥、舒肝养血的作用。用蔬菜和动物血一起做汤，能治肝气不舒。

◎ 补脾养肝。五脏之间相互制约，肝脏对应脾脏，肝气过旺会伤及脾气，脾气缺损也会抑制肝气，因而养脾也益于保肝。养脾饮食要求少酸多甘，并注意清淡。适合的食物包括糯米、黑米、高粱、黍米、燕麦等五谷杂粮，牛肉、猪肚、鲫鱼、花鲤、鲈鱼、草鱼、黄鳝等鱼肉类食物，及南瓜、扁豆、红枣、桂圆、核桃、栗子等。

◎ 爱心TIPS

饮葱白生姜茶也是补肝的好方法。具体做法是大葱1根，压扁切碎放锅内，加开水1碗，取旺火烧沸，加红茶叶1大撮，调入生姜汁1匙，冲浓茶趁热饮。随即盖被就寝，可增热御寒，防治早春风寒感冒。

◎ 补阳养肝。早春有冬日余寒，可适当食用一些能疏散风寒、祛湿杀菌的食物，比如韭菜、大蒜、洋葱、魔芋、大头菜、芥菜、香菜、生姜、葱等补充阳气，可达养肝目的。

◎ 祛火养肝。春暖时温度升高，体内易生内热，会使肝火上升，可吃些滋阴清热、性凉味甘的食物，如荞麦、薏米、荠菜、菠菜、蕹菜、芹菜、菊花苗、莴笋、茄子、荸荠、黄瓜、蘑菇、香蕉、生梨、甘蔗、干果柿饼等。

春季养肝食疗方

◎ 首乌肝片。将首乌煎水，煮成浓汁，250 克鲜猪肝剔筋洗净，切成薄片。切葱丝、蒜片、姜粒备用。将猪肝片装在碗中，加入 20 毫升首乌汁和少量食盐，并加 10 克左右的水淀粉搅匀。再用 25 克首乌汁、25 克酱油、10 克白酒、4 克食盐、5 克食醋和 5 克水淀粉加汤调汁备用。锅内放油，大火烧热，加入肝片滑透后沥油，锅底留油烧热，加蒜片、姜粒炒香后加肝片及少量青菜同炒，再倒入调好的汤汁炒匀，淋少量明油，加入葱丝炒匀即可。有助于明目、补肝、益肾，对因肝肾虚导致的头昏眼花、视力减退、须发早白、腰膝酸软有疗效。

◎ 鸡肝粥。用 3 只新鲜鸡肝和 100 克大米同煮成粥食用。对中老年人肝血不足、食欲不振、目涩流泪有效。

◎ 鸭血鲫鱼粥。用鸭血、鲫鱼、大米各 100 克同煮成粥食用。能治贫血、养肝血，也是肝癌患者的保肝佳品。

◎ 猪肝绿豆粥。将 100 克猪肝去筋洗净后切片备用。将 100 克大米和 60 克绿豆加水同煮，大火烧沸后转小火，煮至将熟时，加入猪肝片同煮，煮熟后加入盐和味精等调味品即可。能养血、补肝、明目、清热、美容、润肤。适合面色发黄、视力减退的体弱者。

◎ 决明子粥。将 10 克炒决明子加水煎汁，煎好后去渣留汁，将大米洗净后放入锅中，加水，再加入煎好的决明子汁同煮成粥。粥成后加少量冰糖调味即可，能清肝、明目、通便。适用于目赤红肿、怕光多泪、高血压、高血脂及习惯性便秘患者。

◎ 枸杞粥。将大米 60 克洗净加水，大火烧沸后转小火煮至半熟，加入枸杞子 30 克同煮，煮熟即可，适合头晕止涩、耳鸣遗精、腰膝酸软的人食用。有保肝护肝、促进肝细胞再生的作用。

◎ 桑葚粥。将60克鲜桑葚洗净与60克糯米同煮成粥，粥成后加冰糖调味即可。能滋阴补肝、养血明目。对头晕眼花、失眠多梦、耳鸣腰酸、须发早白有疗效。

◎ 梅花粥。将80克粳米洗净后加水煮成粥，粥熟后加入5克白梅花再煮两三分钟即可。能舒肝理气、激发食欲。

饮食解春困

春季来临，随着天气的转暖，万物生发，人体皮肤毛孔也开始舒展，这时，体表毛细血管所需的血液量增加，直接导致大脑所需血液减少。由于大脑得不到足量的血液供应，导致缺氧，中枢神经系统遭到抑制，这时，人会感觉到浑身乏力、无精打彩、昏昏欲睡，这就是所谓的春困。

加重春困的食物

导致春困发生的主要原因是季节的更替使人体的生理机能发生变化，但是，某些不正确的生活细节也会使这种变化更加严重。比如在饮食方面，如果吃得过饱，就会增加胃肠的血液供应。如果大量的血液被消化系统征集走，会使得身体的其他部位血液供应量减少，这其中也包括大脑。大脑的血量不能得到充足供应就会导致缺氧，而这与春困现象出现的原因也不谋而合。因此，如果在春季餐餐过饱，春困现象便会进一步加重。除此以外，春季还有一些食物，也要注意不能食用过量，否则同样会导致春困加重。

色氨酸含量丰富的食物。作为人体必需的氨基酸之一，色氨酸有着促进大脑神经细胞分泌血清素的作用，而这种血清素能抑制大脑的思维活动，如果摄入的色氨酸过多，就会导致大脑神经细胞分泌出过量的血清素，从而使脑思维活动的抑制超过实际需要，因而使人出现倦怠感和睡意。色氨酸含量较为丰富的食物有小米、牛奶、葵花籽、黑芝麻、黄豆、南瓜子、油豆腐、鸡蛋、香菇等。这些食物，在平时大多被我们看做保健佳品，但正所谓物极必反，即使是保健佳品，也要合理进食，不能吃起来就一发不可收。

◎ 海鲜类食物。海鲜类产品的营养价值很高，它所含的谷氨酸钠在消化的过程中会分解出谷氨酸，这种物质在谷氨酸脱羧酶的催化下，变成一种抑制性的神经递质。这种神经递质如果生成不足，会致使人的中枢神经系统出现过度的兴奋，甚至出现狂躁或抽搐的症状。因此，常吃海鲜类的产品，有助于稳定人的情绪。但同样是物极必反的道理，如果过多地进食海产品，使谷氨酸钠摄入过多，就会在人的脑组织中过多地催化出这种抑制性神经递质，使人产生昏昏欲睡的感觉。

◎ 低热量食物。爱好减肥的人钟情于低热量食品，但是，如果长期以低热量食品为食，会导致人体长期处于困倦之中。这是由于人的大脑在正常运转时，只能靠葡萄糖的燃烧来提供能量，而食物所含的热量又是这种能量足量供给的保障。长期的低热量进食，会导致人体无法从食物中获得糖分，无法为大脑提供足够支持其正常运转的能量，大脑无法维持正常神经活动，就容易产生困顿感和疲倦感。

预防或减轻春困的饮食

作为一种季节交替时的不适应状况，春困症状完全可以通过饮食和运动的方式得到较好的改善。在饮食调节方面，可以注意以下的内容：

◎ 保证热量摄入，适量增加甜味食物。热量是保证人体进行日常活动的必需品，如果缺乏，可影响健康。需要注意的是，热量的摄入并非多多益善，否则，过量的糖分和脂肪会导致更大的麻烦。另外，要注意合理安排每餐热量。早餐应该摄取一天中所需的大部分热量，午餐次之，晚餐最少。

◎ 多吃维生素含量丰富的食物。维生素的缺乏易导致人体疲劳，因此在春季要多吃些维生素含量丰富的食物，以帮助恢复体力、消除春困。胡萝卜、大白菜、韭菜、土豆、西红柿、青椒、芹菜、南瓜等红黄色和深绿色的蔬菜，都是不错的选择。

◎ 注意饮食清淡，不要吃过多油腻、生冷、刺激性的食物。油腻的食物会使人产生疲倦感，体温和血糖也会出现降低的现象，情绪会变得低落，因此春季要注意食物的清淡爽口。易上火的人可以喝些菊花茶或绿豆汤。

◎ 保证蛋白质的合理摄入。优质蛋白中所含的酪氨酸是人脑内产生警觉化学物质的重要成分，有助于预防春困。常吃鱼、鸡、瘦肉、低脂奶等食物，可使精力充沛。

◎ 爱心TIPS

引起春困的原因很多，如天气、工作、饮食、睡眠、运动不和谐等，其中影响最大的莫过于吃热性火锅、吹空调了。春季里，当我们出现没精神、昏昏欲睡的状态时，一定要引起警惕，最好调整自己的生活方式。

◎ 常吃钾含量丰富的食物。钾是保持细胞水分的重要矿物质之一，它的缺乏会导致人体肌无力，会造成注意力无法集中、反应迟钝等症状，还容易发生精神萎靡、困倦的现象。因此在春季，要尤其注意保证钾元素的正常摄入。含钾丰富的食物有紫菜、海带、菠菜、香菜、油菜、甘蓝、芹菜、大葱、青蒜、土豆、山药、毛豆、大豆及其制品。此外，香蕉、苹果、葡萄干、橘子等水果中也含有丰富的钾元素，常吃这些水果或喝果汁都有助于消除春困。

◎ 多吃碱性食物。酸性体质最易出现疲劳与精神不振。到了春天，酸性体质的人要比正常人更易受到春困的困扰。而多吃一些碱性食物，能有效地调节体内环境，预防春困的发生。葡萄、草莓、茶叶、海带等食物都属于碱性食物。

妙用饮食去“火”

人到春天爱上火，容易出现流鼻血、嗓子哑、长口疮、牙疼、便秘等一系列上火症状，给人们的生活造成了很大的困扰。很多人对自己总爱上火的体质无可奈何，年年治，年年犯，非常头疼。实际上，春天上火，除了季节的原因外，更多的还在于饮食和生活不规律等人为原因，只有弄清了春天上火的原因，并对症加以注意，才能从根本上解决上火的毛病。

春季爱上火的原因

人在春天总爱“引火上身”，其原因是多方面的。

◎ 季节原因。春天气候转暖，万物复苏，阳气回升，使人身体里蓄积了一个冬天的内热开始燥动。而春天相对来讲气候比较干燥，人体的水分消耗较冬天增多，这些都会导致上火症状的发生。

◎ 生活习惯。生活不规律、嗜烟酒、经常熬夜、睡眠不足、不注意室内通风、长期不进行户外活动的人，大多是“上火一族”的成员。

◎ 饮食原因。早春时节，吃些热量相对较高的食物，可以增强身体抵抗力，抵御春寒。但随着气温的逐步回升，饮食的口味必须逐渐转为清淡。因为气温逐渐升高，饮食的热量却始终居高不下，一定会导致内热加剧，从而“引火上身”。

另外，春季的气候干燥使得人体对水分的需求增加，如果水分不能得到及时补充，就会导致水分供需失调，使人体代谢的平衡性受到影响，出现生理机能失调。

有些人在春季到来后，习惯于趁着气温转暖的机会进行进补，但在进补时却往往容易选错材料。春季气温回升后，不宜选择功效较强的补品，应以平补为主。使用功效过强的补品，会直接导致上火症状的发生。

春季上火的症状

春季上火的症状很多，咽喉干痛、眼睛红涩、鼻干流血、口舌生疮、嘴唇干裂、食欲不振、大便干结、小便发黄等症状都是由于上火造成的。

春季上火的饮食防治

◎ 春季的饮食应以清淡为主。多吃蔬菜水果，多吃些甜味食物，少吃酸味、油腻、味重、生冷的食物。这种饮食习惯能够有效控制肝气过旺。蔬菜水果富含维生素和矿物质，多呈碱性，能有效中和体内酸性物质，融解毒素。另外，蔬菜水果所含的纤维素是清理肠道的最有效物质，体内毒素少，上火现象便会大大减少。因此，常吃些有清火作用的蔬果，有利于防治上火，比如柚子、梨、白菜、菠菜、芹菜、莴笋、茭白、莲藕、茄子、百合、苦瓜等。

保证水分摄入充足。春季气候干燥，人体消耗的水分较多，因此应该及时地补充水分，使人体的水分实现供需平衡。

早春时宜温补。桂圆、栗子、荔枝、猪肚、牛肚、羊肚、牛肉、鸡肉等都可以适当进食。但气温回升后，就应该以银耳、莲子、绿豆之类的凉补品来进补，这样能避免因进补而导致的上火。

常吃苦味食品。苦味食物多有清热解毒、泻火通便的作用，常吃苦瓜、芥菜等苦味蔬菜，苦丁茶、菊花茶等苦味饮品，以及杏仁等苦味零食，对于清热去火有着非常好的作用。

春季能有效去火的食物

◎ 荸荠　适合心烦口渴、口舌生疮、便干尿黄者食用。

◎ 杨桃　适合内热津燥、内火炽盛、口腔溃烂者食用。

◎ 菠菜　能清热解毒，适合口舌生疮、小便不畅、大便干燥者食用。

◎ 豆芽　绿豆芽能清热解毒，利尿除湿。黄豆芽能健脾养肝，预防口角发炎。黑豆芽益肾；豌豆芽护肝；蚕豆芽健脾。

◎ 苦瓜　苦瓜能除邪热、解劳乏，具有清心明目、益气壮阳的作用。

预防疾病始于春

不让流感扰乱你的生活

感冒是一种常见病，多由病毒、细菌引起，其症状多为轻微的上呼吸道感染，许多人可以自行痊愈。流行性感冒是由流行性感冒病毒所引发的疾病，传染力特别强，且症状严重，如浑身疼痛、发烧、关节痛等。春季是流行性感冒的高发期。进入春季后，一定要注意防治流行性感冒，不要让感冒病毒侵害了你的健康。

春季流行性感冒流行的原因

为什么一到春天，许多人会患上流行性感冒呢？

流感病毒大多在春季暴发主要与温度有关。调查研究已表明，流感病毒适合在寒冷、干燥的气候环境中生存。而且气温还可影响人体内的黏液分泌，如果气温较低，人体内的黏液分泌就会变得迟钝，不能及时将病毒清除出去。科学实验也证实，在湿度一定的情况下，温度为5℃时，人就容易患上流感，而温度较高时则不易患感冒。研究人员认为这可能是因为温度较低使人体内携带的流感病毒生存时间更长的缘故。

流感暴发的时节，天气大多较干燥。这种干燥的天气会使鼻腔内的黏膜发生微小裂痕，使病毒易于侵入。

春季预防流感的方法

> ◎ 爱心TIPS
>
> 要防治流感，我们还可用食醋消毒法。具体方法为，将食醋和开水等量混合，用食醋水漱口，然后用剩余的醋水冲洗鼻腔，早、晚各一次。

疾控专家提醒人们，进入春季后，为了自己的健康，一定要做好流感的防治工作。那么，流感的防治工作有哪些呢？

要防治流感，可采用疫苗和药物预防两种措施。预防甲、乙型流感均可注射流感疫苗。金钢烷胺，这种预防流感的药物只对甲型流感有效。

此外，在日常生活中，如果我们注意做到以下几点，也能起到很好的预防流感的作用：

◎ 多运动，增强自己的体质。经常运动，可提高自己的身体素质，增强人体免疫力，这样就不怕流感的侵袭了。

◎ 生活规律。保持足够的睡眠，早睡早起，不要有过多的压力。

◎ 注意饮食。在春季，尽量少吃油腻的食物，多喝水，多吃富含维生素和矿物质的蔬果。

◎ 少去公共场所。少去公共场所，尤其不要带幼儿、老人去。乘坐公共交通工具或在人群密集的场所最好戴口罩。外出回家后要先洗手，注意个人卫生。

◎ 做好隔离工作。如果家中有人患上了流行性感冒，一定要做好隔离工作，避免幼儿、老人和其他慢性病患者与流感患者接触。流感患者最好单独用餐，不与他人同桌食用，更不能与他人同用餐饮用具。

当心流行性腮腺炎的纠缠

春季是一年中最美好的季节，但也是一些流行病如流行性感冒、流行性腮腺炎、心脑血管疾病、肠胃疾病等的高发季节。因此，做好春季防病工作，才能为一年的健康打下良好的基础。

解读流行性腮腺炎

流行性腮腺炎是一种由腮腺炎病毒引发的急性呼吸道传染病，简称腮腺炎或流腮，俗称“大脖子病”。春季是这一疾病的流行季节，进入春季后，一定要警惕流行性腮腺炎。

- 易感人群。最易患流行性腮腺炎的人群为儿童和青少年。临床发现，在春季流行性腮腺炎患者中 80% ~90% 都是 5 ~9 岁的儿童，流行性腮腺炎易在托儿所、幼儿园、学校等儿童集中的地方流行。一些老人也易患此病。

- 传播途径。流行性腮腺炎传染性非常强，主要通过患者唾液、鼻咽部分泌物的飞沫传播。

- 主要症状。流行性腮腺炎大多起病较急，多数患儿发病始于腮腺肿大，起初会有畏寒、发热、头痛、咽喉痛，无食欲、恶心、呕吐和全身疼痛等症状。1 ~2 天后，一侧耳垂下方有可能出现肿大、疼痛的症状，说话或咀嚼食物时症状加重，有时还会出现张口困难、流口水的症状。3 ~4 天后，有些病人的另一侧腮腺也会发生肿大，甚至颈部及前胸上部也会出现肿大、疼痛的症状。

- 严重危害。发生流行性腮腺炎后，如果不及时治疗，病毒有可能侵犯人体中枢神经系统和多种腺体，引起严重的并发症，如并发脑膜炎、并发脑炎等，严重者还可导致男性不育和儿童后天性获得性耳聋。孕妇一旦感染流行性腮腺炎，有可能导致胎儿畸形或死亡，发生流产机率也会增大。

- 治疗。到目前为止，尚没有特效药治疗流行性腮腺炎。临床主要是抗病毒和对症处理，患者宜隔离至腮腺肿胀消退；患者应加强口腔清洁程度，多饮水，饮食以流质为主，不吃酸性食物；腮腺肿痛明显时，可用抗生素、病毒唑、解热镇痛剂，局部也可用水调如意金黄散外敷，能消肿止痛。

流行性腮腺炎的预防保健

进入春季后，做好以下这几点，就能很好地预防流行性腮腺炎：

◎ 保护好易感人群，科学接种疫苗。少年儿童是这种疾病的易感人群，要预防这种疾病，可以为他们接种疫苗。目前含流行性腮腺炎的疫苗有麻腮疫苗、麻腮风疫苗等两种，幼儿应在一岁半时接种一针，6 岁接种一针，一定要按时接种。15 岁以下儿童、流动人口若既往无流行性腮腺炎疫苗接种史或接种未满两次的，应及时到当地预防接种门诊进行疫苗查漏补种。

◎ 注意个人卫生。要养成良好的个人卫生习惯，做到“四勤一多”：勤洗手、勤通风、勤晒衣被、勤运动、多喝水。

◎ 切断传播途径。呼吸道疾病流行时期，尽量少去人群密集的公共场所；出门时，应戴上口罩。

◎ 早发现、早治疗。如果出现发热或上呼吸道异常症状时，应马上去医院就诊，做到早发现、早治疗，以免延误诊治，加重病情。

◎ 控制好传染源。一旦发现周围有人患了腮腺炎，确诊后，应住院或在家隔离治疗，以防止传染他人。病人隔离期从起病到腮肿完全消退为止，时间大约为 3 周。

◎ 爱心TIPS

发生多例流行性腮腺炎的单位一定要做好消毒工作。可用 1% 漂白粉澄清液抹擦或喷洒被污染的物品、把手等，可煮沸餐具进行消毒。

春暖花开话过敏

俗话说，春季“百草回芽，百病易发”。医学专家提醒大家，春季（特别是3～5月份）是荨麻疹、桃花癣、过敏性鼻炎、结膜炎等过敏性疾病的高发季节，易过敏人群一定要注意预防。

过敏大解析

过敏简单地说就是对某种物质过敏，当你接触或吸入某种物质的时候，身体就会产生过度的反应，导致这种反应的物质就是所谓的“过敏源”。

◎ 春季过敏原因。人之所以发生过敏，主要因为下面这两种因素：一是过敏体质，二是接触了过敏源。春季，气温回升，大部分植物开花，花粉就会飘浮在空气中，人体一旦吸入了含有花粉的空气，就会引起过敏。步入春季后，随着天气转暖，许多昆虫也开始活动于草丛之中，当人们不经意冒犯它们时，可能被叮咬后出现过敏反应。另外，春天紫外线渐渐增强，也会加重过敏的情况。

◎ 春季过敏源。春季主要有下面这几种过敏源：

吸入性过敏源，包括花粉、柳絮、粉尘、螨虫、动物皮屑、油烟、油漆、汽车尾气、煤气、香烟等；

食物性过敏源，包括牛奶、鸡蛋、鱼虾、海鲜、香精、葱、姜、大蒜以及一些蔬菜、水果等；

接触性过敏源，包括冷空气、热空气、紫外线、化妆品、肥皂、金属饰品、细菌、寄生虫等；

注射性过敏源，包括青霉素、链霉素、异种血清等。

◎ 春季过敏表现出的症状。春季人们过敏的主要表现为过敏性皮炎、颜面再发皮炎等。此类过敏患者以女性居多，常见的过敏反应主要表现在颜面、颈部等暴露部位出现红斑、水肿、丘疹、细薄脱屑或表面轻度增厚，有的患者还出现眼周或颈部水肿性红斑，常伴有瘙痒或刺痛。春季过敏还常表现为荨麻疹（风疹块），即人体皮肤和黏膜上出现水肿性的风团，常伴有瘙痒。还有的人会出现鼻中发痒、喷嚏不断的过敏表现，医生称之为过敏性鼻炎。有的人过敏表现为双眼奇痒，同时伴有轻度异物感和白眼球发红（即结膜充血），反复发作几年后，症状还有可能逐渐加重，双眼除奇痒难忍、结膜充血外，还常出现怕光、眼有灼热感、眼皮红肿、眼睑常有黏液样分泌物、两眼无神而污秽等症，医生称之为春季结膜炎。

春季预防过敏的方法

春季要预防过敏，可按照下面的方法来做：

◎ 春季预防过敏要注意饮食。专家指出，要预防过敏应少吃动物性食物。原来，肉类食物会降低人体内的红细胞质量，使红细胞缺乏生命活力，易破裂。人体中如果这种低质量的红细胞增多，会严重减弱身体对自然的适应能力与同化功能，使人体发生过敏反应。抗过敏，人们可以多吃些糙米及蔬菜，因为糙米及蔬菜可增强人体红细胞的生命力，改善过敏性人群的体质。

◎ 远离过敏源。要防过敏，还要远离过敏源。过敏体质的人春季应尽量少外出，外出时要戴上口罩、眼镜等，还要尽量减少裸露部位，也可提前服一些防过敏的药物。晒被褥、衣服时尽量不要在树下面晒，收回时要弹打一下，把可能沾上的小虫子弹掉。房间特别是安装中央空调的房间要经常开窗通风，保持空气的清新和流通。

> **◎ 爱心TIPS**
>
> 如果你是花粉过敏症患者，早上6～10点之间最好不要出门，这个时间段往往是发生花粉过敏症的高峰期。

◎ 加强身体锻炼。要预防过敏，保持积极乐观的健康心态也不可少。此外，还要保证充足的睡眠，并且根据自身情况，适当增加户外体育锻炼，以增强机体的抵抗力和适应能力。

春日里别让皮肤“杀手”逞凶

由寒冷的冬季进入温暖的春季，气温的变化会使皮肤的承受力发生变化，出现脱皮、干燥、黑斑、粉刺等各类皮肤问题。春季，哪些“杀手”会伤害你的肌肤呢？

皮肤“杀手”大总结

◎ 光感性皮炎。进入春季后，气温变暖，阳光明媚，人们极易患上光感性皮炎。医学专家指出，阳光及食物互相作用有可能引起光感性皮炎。有些食物含有光感物质，这些物质接触皮肤或被人们食用后，经过日光暴晒会导致光感性皮炎，常见光感食物有泥螺、苋菜、荠菜、萝卜叶、芹菜、菠菜、马齿苋、莴苣、木耳、芒果、菠萝等。食用这类光感食物后应尽量避免日晒。另外，尽管春季的阳光不像夏季那样灼热难挡，但紫外线强度非常高，长时间暴晒会造成晒伤。如果晒前吃过光感食物，则能加重皮肤损害。

◎ 过敏性皮炎。春季，许多人喜欢外出踏青，但是有过敏体质的人踏青时要注意预防过敏性皮炎。过敏性皮炎包括荨麻疹、接触性皮炎等过敏性皮肤病。有春季皮肤过敏病史的人最好将郊游时间安排在没有大风的日子（起风的时候空气中会比平时飘浮更多的花粉和树的毛絮）；在户外活动时避免在花丛、草丛及树下逗留；做好皮肤的补水保湿工作（干燥缺水的皮肤更容易发生过敏）；随身携带抗过敏药物和补湿舒缓喷雾以备不时之需。如果出现大面积红斑、风团，或者有声嘶、呼吸困难的症状，应立即到医院就诊。必要时可以到医院皮肤科做过敏源试验，找出容易致敏的物质，然后尽量避免与之接触。

◎ 带状疱疹。带状疱疹是春季最易流行的一种病毒感染性皮肤病，由水痘带状疱疹病毒引起，中医称“串腰龙”。人体感染带状疱疹后，易潜伏在体内再发，造成沿神经支配的皮肤区出现带状排列的成簇疱疹，伴随神经痛。老年人和患有慢性消耗性疾病的人容易感染带状疱疹，而且一旦染上病情更为严重。要预防带状疱疹，应尽量减少去人群密集的公共场所，注意经常给居室通风换气，勤洗手，不与他人共用水杯、毛巾等用具。幼儿所要预防的带状疱疹为水痘，建议幼儿接种水痘疫苗，防止感染。

◎ 股癣。春季气候转暖，稍加活动就容易出汗，在皮肤表面形成温暖潮湿的环境，而这种环境非常适宜真菌生长。在被真菌感染的皮肤上外用激素类药膏，虽然可以暂时减轻炎症反应达到止痒效果，但是药膏抑制了人体自身的免疫能力，可能会使感染加速扩散。想要远离真菌感染，人们出汗以后应勤洗澡、勤换衣，不和他人共用毛巾、衣裤，出现皮肤红斑丘疹后及时到医院就诊。

春季护肤方法

◎ 去除角质。为什么要去角质呢？这是因为冬天所造成的粗糙皮肤开始进行细胞更替的工作了，春天的温度升高，生物活性也较旺盛，因此春季应该是进行护肤的最好时机，人们应该把握这段皮肤细胞最活跃的时刻。

去除角质，以和缓的方式将皮肤最外层的角质去除少数几层，可促进表皮的新陈代谢、细胞的更新，让皮肤自由地呼吸。稍有一些美容常识的人都知道皮肤角质形成的周期是一个月左右，所以美容专家讲究 28 天去除角质一次。

去除角质后，加上具有美容皮肤的按摩、热敷，让皮肤皱纹的线条淡化，能使保养品更好地渗透，整个皮肤状况进而转佳。

◎ 春季防止粉刺的发生。气候的湿热促使皮脂腺分泌增加，以致春季痘痘的生长会更旺盛，最简单的保养就是：

重视脸部的清洁，但不要过度；

选择有效调整皮脂的产品进行保养；

经常敷脸能深层清洁，补充水分使皮肤代谢正常；

增加蔬菜、水果的摄入量；减少摄入糖分油脂；避免辛辣刺激的食物；多喝水。

◎ 春天的皮肤要清洁干净。3～4 月经常刮风，此时是空气最脏的时候。皮肤要重点清洁、保养，清洁不彻底易产生角质肥厚、粉刺、痘痘等问题，进而影响保养品的吸收。也就是说，角质、皮脂及外来污垢没有彻底清除掉就涂上保养品，会使保养品也变成污垢残留在肌肤上，保养也就白费了。

因此，清洁保养是最重要的事，以当天的污垢当天清为原则，睡眠所造成的污垢则要在次日早上彻底清洁。懂得如何配合皮肤脏污的程度以及肌肤的状况进行有效的清洁才是肌肤保养的关键。

◎ 春季也要注意防晒。进入春季后，阳光的照射强度会越来越大。为了保护自己的皮肤，人们应选择一款适合自己皮肤的护肤品，保护皮肤。

◎ 爱心TIPS

进入春季，一定要预防皮肤过敏的发生。一旦发生皮肤过敏，应马上去医院就诊。过敏体质的人应尽量少外出，外出时一定要做一些防护工作。

春季要警惕眼疾

每个人都渴望拥有一双健康明亮的眼睛，但健康的眼睛离不开平日的悉心呵护。医学研究表明，一年之中春季是眼部疾病的高发季节。因此，春季采取相应措施预防发生各种眼疾非常重要。

春季易发生哪些眼睛疾病呢？

卡他性结膜炎

卡他性结膜炎易发生于春季或春夏之交。其症状主要表现为双眼刺痒、眼红、流泪及黏液性分泌物,有时睑结膜还会出现滤泡、污浊等现象。

干眼症

干眼症是因泪液分泌减少、眼皮组织干燥引发的一系列症状。春季气候干燥、多风,眼睛经风吹时,泪液蒸发快,眼干症状更明显;长时间在烟雾、空调的环境下,以及经常使用电脑的人容易出现干眼症。干眼症患者眼睛多有充血,感觉眼睛干涩,有异物感、烧灼感、痒感,并且畏光、眼红。

病毒性角膜炎

病毒性角膜炎就是由单纯疱疹病毒侵袭引起的。疱疹病毒一旦进入人体后,大多会在人体的神经组织中潜伏下来,没有发病的表现。但当人体有发烧、劳累、着凉表现或其他原因导致身体抵抗力下降时,病毒就会在人体细胞中繁殖,并释放到角膜组织中,引发病毒性角膜炎。春季气温忽高忽低,人们很容易着凉、感冒,从而引发病毒性角膜炎。患者表现为眼皮肿胀、怕光、多泪、视物不清。

青光眼

早春的天气乍暖还寒,气候变化多端,气压不稳定,会使眼压受到干扰;同时,春天人的情绪受到气候的影响,容易紧张、激动,也会使眼压升高,从而诱发青光眼。青光眼发作时患者会突然感到剧烈的眼胀、眼痛、头痛,同时会伴有恶心、呕吐,视力显著下降、看灯光出现虹彩圈等症状。

春季预防眼疾的措施

在春季,我们应该怎样预防眼病呢?

◎ 防感染。早春是细菌病毒的活跃期,各种传染病发病率也较高,“红眼病”就是这个时节高发的疾病之一。预防红眼病,要注意眼部卫生,切莫用手揉搓眼睛;如果患红眼病,要避免交叉感染,毛巾、脸盆要与家人分开使用，少到或不去公共浴池、泳池、发廊等场所。

◎ 防过敏。春季是百花盛开的季节，粉尘过敏的发生率也会增加。发生在眼睛的过敏症状主要表现为过敏性结膜炎，患者会有眼痒、结膜充血等症状。这时需要请医生明确诊断并实施药物治疗。预防的办法是少接触过敏源。

> **爱心TIPS**
>
> 如果配戴隐形眼镜，要注意保护自己的眼睛，及时更换镜片。隐形眼镜的镜片更换周期越短越有利于眼部健康。

◎ 防日晒。随着天气的转暖，阳光也越来越强烈，过量的紫外线辐射对眼睛有害，这时需要佩戴质量可靠的太阳镜防晒。

春季最易复发的几种旧病

随着气温的逐渐回升，人们纷纷走出户外活动筋骨，呼吸新鲜空气。对此，医生提醒人们，春暖花开的季节并非人人皆宜，有七类病史的人们在这个季节要注意防止旧病复发。

冠心病

每年的2～4月是心肌梗塞病发病高峰期。由于冠心病患者的心血管承受力较弱，天气冷热变化情况会导致病情加重，甚至恶化，引发心肌梗塞。

风湿性心脏病

有风湿性心脏病史的人稍微受一点寒冷就会导致上呼吸道感染，活动过度也可使病情复发或加重，因此在忽冷忽热的季节容易发病。

关节炎

关节炎患者在冬天一般能及时添加衣物，但对春季的温差变化常常没有足够的重视，这往往会使关节疼痛症状明显加重。

肾炎

春季是感冒的高发季节。感冒不仅引起了发热、流涕等上呼吸道炎症,同时可导致人的免疫力下降。对于有肾炎病史的患者来说,感冒极易导致肾炎复发。

过敏症

春天是万物吐芳的时节,过敏体质的人接触某种花粉后会引起过敏反应,又称“花粉症”。

哮喘病

有哮喘病史的患者对天气变化的适应性极差,抵抗力也较弱。如果这时忽视气候变化,不注意增减衣物,极易引起哮喘病复发,或致使病情加重、恶化。

哮喘是一种过敏性疾病,主要是支气管平滑肌痉挛,管壁黏膜肿胀引起的。平滑肌痉挛、支气管壁肿胀使管腔内黏稠的分泌物增多而不易排出,空气不能顺利呼出。病人形容发病的情形是这样的:喉头有痰,咳不出,咽不下;喉咙一痒,咳嗽不止,继而哮喘发作。患者常在夜晚发病,无法平卧。患者的慢性非特异性炎症使其对气象要素的变化适应性差、抵抗力差,早春频频来临的冷空气极易导致平滑肌痉挛而发病。因此在天气温度变化时,一定要及时添加衣物,避免受凉,特别是要做好颈部的保暖。反复发作、急性发作期和缓解稳定期更迭交替,是哮喘的一大特点。

专家主张,在急性发作期,解痉和抗炎治疗双管齐下效果明显;在缓解期继续抗炎治疗,减少复发机会,哮喘才有望最终治愈。另外,在哮喘易发季节患者要多喝水,多食一些具有下气、化痰、清肺作用的萝卜、丝瓜等蔬菜。进食不要过饱,不吃过甜、过咸的食物。有些水果,如梨、香蕉、枇杷等,有利降低腹压,保持大便通畅,宜常食。

精神病

据临床资料分析，一年中的3～5月，在精神病院门诊部，无论是初诊或复诊，都比其他任何月份多。春季的气流、气压、气温及湿度都会发生剧烈的变化，容易扰乱人们的生理功能。精神病人的防变能力差，如遇气温等忽高忽低的刺激，易导致机体平衡失调，加剧心理机能紊乱，故使精神病复发。

◎ 爱心TIPS

春季疾病最重要的是预防，一定要注意个人卫生，要勤洗手，尽量不去人多的公共场合。

对曾患过精神病的人来说，春天里更应注意自己的精神状态，如有不良的苗头，如失眠、烦躁、情绪不稳、话多、话少等，应及时服药或增加药量。精神病人治愈出院以后，饮食起居应规律化，以利于大脑功能正常规律的活动。与此同时，病人应及早接触社会，参加力所能及的工作，这样可以认识到自我存在的价值，增添生活的情趣。

春光无限好，出游益身心

春日正是外出踏青时

我国自古就有春季踏青郊游的习俗，人们在绿色的天地中沐浴身心，这对冬季长期蛰居室内的人们的健康非常有益。在明媚的春光中，看芳草繁花，树木吐绿，可调节长期从事体力、脑力劳动所引发的机体紊乱，也可赶走疲倦、忧郁等不良情绪，甚至还会调节自己的心理活动，使人精神振奋。不过春季踏青也有讲究，做好准备才能安全、健康地出行。

春季踏青要做到三"防"

在温暖的春季，邀三五知己出游是件十分惬意的事情，但如果不注意防下面这三种"毒"，就有可能威胁自己的健康。

防病毒。春季万物复苏，病毒也不例外。人们外出踏青春游，会和大自然直接接触，由于野外有许多生物，其中也有可能接触到病毒。因此，外出踏青时，最好不让肌肤裸露在外，而穿上长袖衣裤，并且最好不要在山林或草丛中长时间躺卧。

防花毒。春季繁花似锦，许多人在外出踏青时，特别喜欢摘些野花回来观赏。但有些花草含有毒素，如果不小心误食，会引发中毒。常见的杜鹃花、含羞草、夹竹桃、水仙花、一品红、马蹄莲等都含有毒素，误食后可导致人体中毒。因此，外出踏青赏花时宜动眼不宜动手，更不可随意将花草放入口中嚼食。

◎ 防虫毒。春回大地，许多昆虫也苏醒了，所以外出时一定要预防昆虫，别被昆虫咬伤了。防虫毒，主要的是防蜂毒。春季百花盛开，蜂飞蝶舞，尽管有美景，但一定要注意不能被蜂蜇了。调查已表明，普通人同时被5只蜜蜂蜇刺，会出现局部红肿和剧痛的症状，但几天后可恢复；如果200只以上蜜蜂同时蜇刺一个人，就有可能使人呼吸中枢麻痹而致死。所以踏青时要避免在野外受蜂虫叮咬，踏青时不要涂抹香水、发胶或其他芳香的化妆品，携带的甜食及含糖饮料也要密封好。

春季踏青要吃好

外出踏青时，一定要照顾好自己的胃，这样才能玩得高兴，吃得开心，调节身心健康。那么，外出踏青时，该如何照顾好自己的胃呢？

◎ 外出踏青首先注意饮食卫生。在外面吃饭，首先要注意安全。如果自己是病人，更要注意饮食安全。如糖尿病病人要尽量避免甜粥类食物，甜度较高的水果也要避免。外出踏青时所要准备的卤菜类食物宜在出行当天购买，如提前购买应放在冰箱内，外出前最好加热。装食品时宜用消过毒的专用容器或干净的食品袋。出行途中不要购买来路不明的食物（特别是熟肉、熟菜等），以免误食过期变质食物。外出踏青时，水是必备的，最安全、健康的水为开水和消毒净化过的自来水。无合格水时，可用瓜果代替水，但最好去皮再食用。

◎ 外出踏青饮食应注意平衡。外出踏青时，一定要注意饮食平衡。饮食中要有足够的蔬菜和水果，如果受条件限制吃不到新鲜的蔬果，可准备

◎ 爱心TIPS

外出踏青时，还可以准备一些能补充能量的小食物，如果冻、栗子羹、巧克力、烤鱼片、牛肉干、薯片、话梅等零食。

些果菜类罐头，以保证人体摄入足量的维生素和纤维素，使人体内的酸碱度保持平衡。适合外出踏青时的新鲜蔬果，应是可存放的、能生吃或稍加工即可食用的，如西红柿、黄瓜、萝卜、苹果等。

◎ 尽量少吃能使胃胀的食物。外出踏青时，如果所吃食物不当，极易产生胃胀，影响自己的旅行。因此，外出踏青时，最好避免食用哈密瓜、西瓜、碳酸饮料和其他易产生气体的食物。

在户外享受“健康浴”

春季是进行户外运动的最佳季节，而泡温泉、“森林浴”更是不错的休闲活动。找个阳光明媚的日子，和朋友一起去户外享受“健康浴”吧。

完美泡温泉计划

英文中的“Spring”，有“春天”和“泉水”两种含义。春暖花开之季正是泡温泉的好时机，此时人的身心都容易紧张，最适合享受温泉水的爱抚。春季的温泉水质是一年中最好的时刻，凝聚了百花的芳香与灵气，泡在其中，可以一洗身心的疲惫。

在泡温泉时，不妨制订一个完美的计划，更有益身心。

◎ 泡前。泡温泉前，要先选温度，看酸碱。试池前不妨问问服务人员温泉的水质、酸碱值是多少，酸度或碱度过高的温泉最好加自来水进行稀释。

◎ 呼吸。泡温泉和平常的泡澡有着较大之别。泡温泉的讲究在于吸、饮、泡三重境界。首先要做好呼吸课。所谓的“吸”就是指吸取温泉水蒸气，使水中的阴离子与矿物质透过呼吸的作用直接进入体内，有如“森林浴”的作用一般。但需要注意的是，泡硫磺泉时并不适用这道程序，以免吸入过多硫磺气体对身体产生伤害。

◎ 冲洗。一般人认为泡温泉后不用再冲洗，其实在硫磺或盐分浓度高的温泉里泡过后，如果不冲洗干净，身体上的水分蒸发后，硫磺或盐分的浓度将增加数十倍，大大刺激皮肤。因此，泡温泉后最好用清水冲洗身体。

◎ 推油。泡完温泉后，皮肤表面的皮脂会减少，此时最好给身体做个全方位护理。用按摩油做个全身推油，可以更好地促进血液循环，滋润皮肤。

需要指出的是，并不是所有的人都可以泡温泉。癌症、白血病患者不宜泡温泉，以防刺激新陈代谢，加速身体衰弱。糖尿病患者在血糖控制较好、体征比较稳定的情况下，可以泡温泉。如果血糖不稳定，最好不要泡温泉。因为在泡温泉中容易出汗，可能会脱水，引起血糖变化。大多数糖尿病患者都伴有周围神经病变，手掌、脚掌感觉异常，温度敏感度较差，容易因为长久浸泡造成烫伤而不知。此外，皮肤有伤口、溃烂或霉菌感染的患者，都不适合泡温泉，以免污染水质，引起伤口恶化。过敏性皮肤疾病患者也不适合浸泡在高温的泉水中，以免由于加速皮肤水分蒸发、破坏皮肤保护层而引发荨麻疹。

春季泡泡“森林浴”

春季在户外进行“森林浴”，尽情吸收森林中树木散发出来的芳香空气，也有益于身心健康。“森林浴”的具体做法有哪些呢？

◎ 在森林中散步。当我们在步行时，各个关节会自动替自己“加油”，使各机能发挥最佳功能，四肢及五脏六

◎ 爱心TIPS

在户外进行日光浴，森林是首选的地方。这是因为森林中由于树叶的作用，阳光疏密适中，人体能适当地受到紫外线照射，从而增强人的体质，但不至于像在强烈阳光暴晒下那样，造成皮肤灼伤。

腑等也会自动协调，有韵律地活动，这样的运动方式可以促进细胞的新陈代谢。

◎ 推拉运动。用手抓住树木的某个部位，全身随手臂的屈伸做来回运动，可用于治疗腰痛，还能使头、肩、背部得到舒展，有助于消除疲劳。

◎ 闭目养神。在森林中闭目养神，忘掉周围一切，使大脑得到放松，这样可调节人的自律神经系统，对治疗神经衰弱、失眠症等极为有效。

◎ 腹式呼吸。深吸一口气，在 15 ~ 20 秒内将气缓慢地全部呼出；用鼻呼吸 10 ~ 20 秒；暂停呼吸 5 秒钟左右。将上述 3 个动作连续做 10 ~ 15 次，可以调和五脏六腑。

◎ 大声呼喊。当因各种原因引起忧愁、苦恼、焦虑、悲哀、精神抑或造成呼吸短促、气郁闷胀时，可以在森林中放开喉咙，仰望天空，尽情地有节律地发出吼声或呼叫声，每间隔半至一分钟吼叫一声，连续 10 ~ 20 声为一次，每日 1 次，顿时就会有精神振作、轻松愉快、胃口大开的感觉。这是因为大吼大叫可以吸入大量的氧气，具有增加肺活量、改善呼吸功能、提高胸廓的舒张幅度、调节神经系统的兴奋性、增强胃肠蠕动、促进胃液分泌的作用，经常做可达到治病健身的目的。

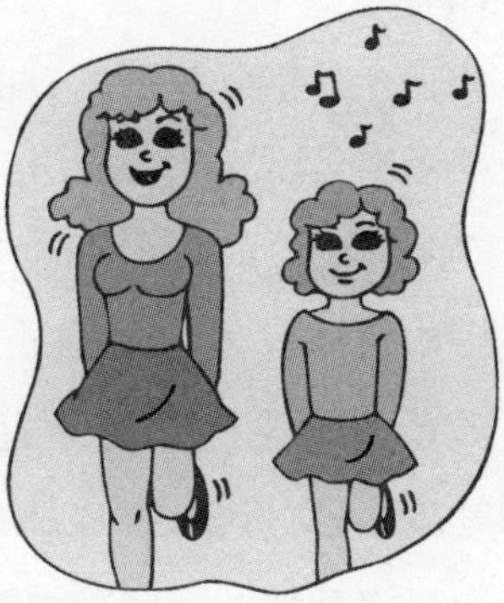

春季旅游中保健康的小妙招

尽管春季是外出旅游的黄金季节，但同时也是疾病的高发期，人们在沉醉于春季美景的同时，也不要忘了呵护自己的健康。人们在春季旅游中，要想玩得高兴，并且同时拥有健康，不妨从下面这几方面做起：

注意饮食

在旅途中吃得营养健康，才有精力游玩。如果是自带食物，要选那些易带、新鲜、营养丰富的食物，水果是必不可少的。如果在外就餐，一定要选择有一定规模，而且干净、卫生的饭店。点餐时，要荤素搭配，营养均衡，饭后不要马上进行剧烈的运动。

关注天气变化

一年四季之中，春天的天气变化最为反复无常，特别是清明前，天气的剧烈变化会使人出现种种不适症状，也很易使人患上种种疾病，外出春游时应格外注意。春游应提前几天听天气预报。人们很难预测外出时的天气，特别是远途旅行，这就需要掌握一些天气变化、人体防御和保健的知识。

春天空气湿度很大，而气温又不高，湿热毒邪蠢蠢欲动，易攻击人体。旅游者旅途休息不好，抵抗力差，很易受冷湿风邪侵入而患风湿病，出现关节疼痛、陈伤旧痛发作的症状。高湿度还易诱发偏头痛、皮疹、胃溃疡、心脏病和精神病，曾患过这类疾病的人外出时应备好药物，以备不时之需。

春季高湿多雨，利于病菌滋生，故各种传染病的发病率也明显增多，特别是流感、百日咳、白喉、咽喉炎、扁桃体炎和猩红热等呼吸道传染病。对传染病流行地区，最好暂停前往旅游。潮湿还会影响人的情绪，使人产生忧郁、沮丧情绪，神经过敏者易致精神行为改变。春雨还常伴随大风寒潮，这种天气更易使人情绪低落，抑郁症者症状也更易恶化，严重者产生轻生自杀症状；神经官能症者更为烦躁、焦虑、严重失眠；普通人也会心情沉闷，工作效率下降。

旅游者应备好雨具，避免淋雨，多备干燥替换衣裤。一旦淋雨，应及时更换衣裤，洗个热水澡，喝些姜糖汤，用以驱寒，防止受凉生病。

注意穿着

春天气候多变，乍暖还寒，出游要带足衣服，以防感冒。鞋子应选轻便、无跟防滑和高弹性的运动鞋，大小要合适，以免影响血液流通，导致脚趾挤伤和脚底麻木不适。同时可准备防风镜和墨镜。

选择适合的出游场所

春游宜选在田野、湖畔、公园、林区、山区等场所，以摄取较多的“空气维生素”——负离子，起到健脑驱劳、振奋精神的作用。

防止意外事故

春游时，应尽量避免走陡峻的小路，不要独自攀登山林石壁。同时，患有心血管疾病的人，要随身带好常用的急救药品。

用热水泡脚

春游时脚部肌肉不停地进行收缩运动，容易引起局部肌肉酸痛。用热水洗脚可使毛细血管扩张，促进足部血液循环，还可使皮脂腺的分泌和毛孔的散热恢复正常。所以，结束一天的行程后，最好能用热水泡泡脚。

加强个人卫生

出门旅游，一定要注意加强个人卫生，在条件允许的情况下，要勤洗手，防止肠道传染病。在打喷嚏、咳嗽后也要洗手。外出客居宾馆、旅店时，尽量使用自己携带的洗漱用具。

> **爱心TIPS**
>
> 许多人喜欢出门旅游时戴口罩，但实际上口罩不需要时时都戴。如果自己出现一些异常症状或旅伴中有出现异常症状，如咳嗽、发热症状时才需要戴。

少接触野生动物

许多旅游景点和风景区内圈养着各类动物。研究发现，不少疾病都是动物和鸟类传播的。因此，在旅游时，最好不要过多接触动物，防止出现传染。

和孩子一起春游的注意事项

春暖花开，正是孩子接触大自然的好时机。但孩子的应变能力较差，在春游过程中，一定要注意孩子的安全和健康。下面谈谈和孩子一起春游的注意事项。

带孩子春游踏青的注意事项

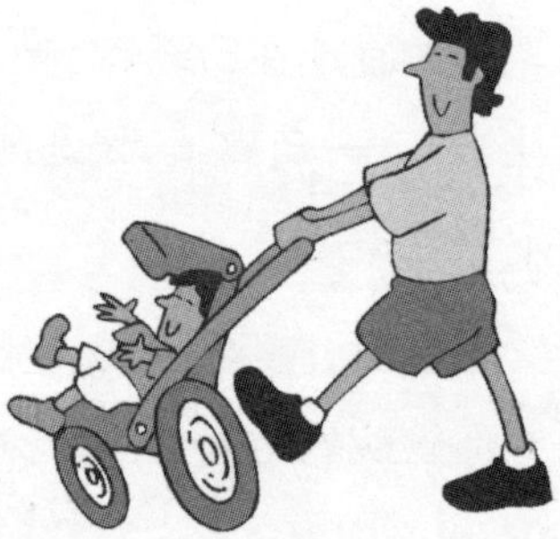

做好踏青的准备工作。踏青前应和孩子商量到什么地方去，最好选择春季景象特征比较明显的地方。

可以准备一些干粮和水果，以便中途饥饿或口渴时食用。也可准备好小鱼网、小桶，以便到达目的地时到池塘中捞小鱼。还可准备一些体育用具，如羽毛球、小足球等，以便娱乐时用。

踏青前一天晚上不能睡得太迟，要保证足够的睡眠。这样，第二天踏青时孩子才会精力充沛。

踏青过程中要对孩子进行启发性提问，让孩子发现大自然的美，发现春季自然界的变化，培养孩子的观察能力。

踏青过程中要注意劳逸结合。孩子走累时，应让其适当休息，吃一点干粮、水果，补充一点能量。如果和孩子一起进行体育活动，也应注意运动量，不能让孩子过度疲劳。

爱心TIPS

由于春季外出踏青的人非常多，为防止孩子走失，家长可为孩子准备一个标记牌，标明孩子的姓名、地址、家长的联系方法等信息，也可在孩子的衣服上别上一条写有这些信息的手帕。

踏青结束时，应和孩子进行一次谈话，让孩子讲讲踏青的所见所闻及感受，这样有助于锻炼其口语表达能力。另外，还可以让孩子用各种美工手段表达对春天的认识，如描绘春季的景观，折出春天的花草，用泥塑造春天的动物等，这将有助于培养孩子的动手能力和艺术素养。

运动，盛开在春天的健康良方

春日好时光，正是运动时

春天天气逐渐转暖，万物复苏，是一年中最美好的季节。然而，春天也是“百草发芽，百病发作”的季节，因此春季应注意保健养生。“春夏养阳，秋冬养阴”，是我国古代医学家根据自然界四季变化对人体脏腑气血功能的影响而提出的养生原则。

春日养阳重在养肝。五行学说中，肝属木，与春相应，主升发，喜畅达疏泄而恶抑郁。所以，养肝首要一条是调理情绪。现代医学研究表明，不良的情绪易导致肝气郁滞不畅，使神经内分泌系统功能紊乱，免疫功能下降，容易引发精神病、肝病、心脑血管病、感染性疾病等。因此，春天应注意情志养生，保持乐观开朗的情绪，以使肝气顺达，起到防病保健的作用。

春日养阳宜增甘减酸。《千金方》载，春季饮食宜“省酸增甘，以养脾气”。中医认为，脾胃是后天之本，人体气血化生之源，脾胃之气健壮，人可延年益寿。而春天是肝旺之时，多食酸性食物会使肝火偏亢，损伤脾胃。因此应多吃一些性味甘平，且富含蛋白质、糖类、维生素和矿物质的食物，如瘦肉、禽蛋、牛奶、蜂蜜、豆制品、新鲜蔬菜、水果等，以利于发寒散邪，扶助阳气。

春日养阳应顺应气候。春季要顺应气候来保暖防寒，不使阳气受遏。“春捂秋冻”就是顺应气候的养生保健经验。因为春季气候变化无常、忽冷忽热，加上人们穿着冬衣“捂”了一冬，人体代谢功能较弱，不能迅速调节体温，春日如果衣着单薄，稍有疏忽就易感染疾病，危及健康。患有高血压、心脏病的中老年人，更应注意防寒保暖，预防中风、心肌梗塞等疾病的发生。

春日养阳贵在锻炼。春天，万木吐翠，空气清新，正是采纳自然之气养阳的好时机，而“动”为养阳最重要一环。人们应根据自身体质，选择适宜的锻炼项目，如散步、慢跑、做操、放风筝、打球等，或到近郊、风景区去春游。这样不仅能使心胸畅达、怡情养性，而且还能使气血通畅、郁滞疏散，提高心肺功能，增强身体素质，减少疾病的发生。

爱心TIPS

春季运动，一定要预防腹痛。一旦出现腹痛，先要初步鉴别有没有器质性病变。确定没有后，再调整运动强度和速度，边深呼吸边用手指按揉疼痛部位，或弯腰慢跑一段，疼痛一般可缓解或消失。

春季运动要科学

随着天气的回暖，我们的身体也开始变得舒展起来，有了想要运动的欲望。然而，不少人因为冬季寒冷而疏于运动很长时间了，所以要在春季唤醒自己的运动神经，还得有个循序渐进的过程。要科学运动，就要做到以下几点：

合理掌控运动量

专家指出，春天运动一定要注意运动量，不能操之过急，要合理，不要逞强。由于经过寒冷的冬季，身体各器官的功能包括肌肉功能都处在一个较低的水平，肌肉和韧带也都比较僵硬，因此刚开春的时候进行体育运动，应主要以恢复人体机能为目的。

初春，天气乍暖还寒，如果身体活动量过大、出汗过多，又没有及时采取保暖措施，很容易受凉感冒或诱发呼吸道疾病。所以，应选择运动量不大的运动，比如爬山、慢跑、步行、放风筝等等，多到户外汲取“空气维生素”。

运动时要护肝

春季属于五行中的木，草木在春季萌发、生长，肝脏与草木相似，在春季时功能也更活跃。因此，初春养生以养肝护肝为重。多与大自然接触，对改善肝脏功能及保持全身心的健康十分有益。

适当的运动也能对肝脏起到保护作用，如散步、打球、打太极拳等，既能使人体气血通畅，吐故纳新，又可以怡情养肝，达到护肝保健之目的。此外，肝脏保健还应学会制怒，即使生气也不要超过 3 分钟，要尽力做到心平气和、乐观开朗，从而使肝火熄灭，肝气顺调。

运动前一定要热身

春季进行运动前，一定要先热身，否则，极易发生损伤。为什么会这样呢？原来，随着气温的升高，人体的肌肉弹性会增加，虽不容易造成骨折，但如果忽视了热身，肌肉缺乏对运动姿势的适应，很容易出现扭伤。

需要指出的是，不同的运动需要有针对性的热身方法。如打篮球前，应对手指、手腕、膝盖、脚踝等部位进行预热，具体方法是双手互压手指韧带，向四个方向转动手腕，前后跨步压腿；打羽毛球前，要针对肩、背肌肉进行热身，压肩、拉背等方式最适宜；打乒乓球前，宜针对手腕、脚踝进行热身，可做手腕、脚踝的绕环和拉伸运动；打网球前，宜对小臂、腰部进行热身，其具体动作包括拉伸、绕环等；在跑步前，宜对双腿进行热身，热身动作包括脚踝绕环、下蹲、拉伸等。

多进行户外运动

中医讲究五行（金、木、水、火、土），春季属于五行中的木，而人体五脏的心、肝、脾、肺、肾分别对应五行，因此肝属木，肝脏与木的物性是一致的。多与大自然接触，迎接春季暖和的阳光，对改善肝脏功能及保持全身健康好处颇大。所以，春季运动首先要在室外。

春天的阳气在树林、江河、湖边的空气里尤其旺盛，这些地方富含一种负氧离子，有止咳、消除疲劳、调节神经、降压、镇静等功效。运动地点选择在室外，能改善呼吸、新陈代谢及血液循环的状态，使人越练越精神，“春困”一类的恼人事也难以近身。

掌握好运动的时间和天气

研究表明，傍晚是一天中的最佳运动时间，尤其是室外运动。人体血小板的含量在一天内是有一定的变化规律的，下午和傍晚的血小板量要比早晨低20%左右，血液黏度也低6%，早上运动容易造成血液循环不畅和心脏病发等问题，而下午以后运动这个危险则降低很多。傍晚时分，人体已经经过了一天的活动，对运动的反应最好、吸氧量最大，运动效果也更明显。

> **爱心·TIPS**
>
> 你知道吗，春季里，如果特别困乏，不妨伸个懒腰。这个动作不但可以提神，还可使人们拥有健康。原来，人在伸懒腰时，人体的胸腔器官会对心、肺产生挤压，将更多的氧气供给各个组织器官。

处于两餐之间的上午也不适合运动。因为进餐后血液都集中在消化道以帮助消化吸收，而运动会使血液流向四肢而妨碍肠胃消化作用，时间一长就会导致消化疾病，身体较弱者还会有餐后低血压，出现昏厥等情况。而把锻炼时间安排在傍晚，就避免了这些可能。

专家认为，雾对人体健康危害很大。近年来，我国不少地方空气质量不断下降，空气中的有害物质二氧化硫、二氧化碳和可吸入颗粒物连年上升，空气质量在雾气缭绕时更是明显下降。雾气中含有大量的尘埃、病原微生物等有害物质，在雾气中锻炼，人的呼吸随运动量的增多而加速、加深后，会将雾气中大量的有害物质吸入体内，这些雾气中散布的致病因素反倒成为锻炼者健康的无形杀手。

春季运动不追求大汗淋漓

刚进入春季，受气温和人体自身因素的影响，激烈的运动方式并不是首选，锻炼应当适度。

春季运动微微出汗最好

有些人对春季锻炼有误解，认为和往常一样运动到浑身大汗才能够达到目的。在气温适宜的情况下，这样确实能够取得很好的锻炼效果，但在初春乍暖还寒的气温条件下，健身运动中身体活动量过大、出汗过多，人体容易受冷空气侵袭，从而诱发感冒及各种呼吸道疾病。

在春天，身体需要一个阶段的调整才能适应较大的运动量，这时如果突然加大运动量，会对身体造成较大的损耗。普通的锻炼者如果没有专业人士指导，很可能忽视了对身体损耗的及时补充，从而影响健康。

注意适度，主要恢复机能水平

春天确实是人们进行户外健身活动的好时光，一些科学适度的户外活动可以为一年的体育锻炼和身体健康打下良好的基础。但是经过寒冷的冬季，身体各器官的功能包括肌肉功能都处在一个较低的水平，肌肉和韧带也都比较僵硬，因此，刚开春的时候进行体育运动应主要以恢复人体的机能水平为目的，注意适度，不能盲目追求运动量。

爱心TIPS

运动出汗的处理方法：运动结束后应马上将汗水擦干，换上干净衣物，避免着凉。感冒患者不宜参加体育运动，而应多休息，病愈后再参加运动。

注意方式，节奏别太快

专家指出，在进行锻炼前，一定要进行充分的准备活动，让肌肉和韧带得到充分的放松，以防因为运动量的突然加大而造成肌肉和韧带损伤。

至于运动方式的选择，专家介绍，一些节奏比较慢而且运动量不大的方式应该成为首选。爬山、慢跑、步行和做广播体操等都是不错的选择。

适合春季的几种运动

进入春季，阳气升发。在这一美好的季节，人们根据自己的身体情况运动，既可补充冬季所消耗的阳气，又能增加将要来临的夏暑炎热之气所需要消耗的阴津。那么，春日里，最宜进行哪些运动呢？

散步

春季的日出之后、日落之时是散步的大好时光。散步地点以河边、湖旁、公园、林阴道或乡村小路为好，因为这些地方空气中负离子含量较高，空气清新。散步时衣服要宽松舒适，鞋要轻便，以软底为好。散步时可配以擦双手、揉摩胸腹、捶打腰背、拍打全身等动作，有利于疏通气血，生发阳气。

慢跑

慢跑是一种简便而实用的运动项目，对于改善心肺功能、降低血脂、提高身体代谢能力和增强机体免疫力、延缓衰老都有良好的作用。慢跑还有助于调节大脑皮质的兴奋和抑制，促进胃肠蠕动，增强消化功能，消除便秘。

慢跑前宜做 3～5 分钟的热身活动，如伸展肢体及做徒手操等。慢跑速度以掌握在每分钟 100～200 米为宜，每次锻炼时间以 10 分钟左右为好。慢跑的正确姿势为两手握拳，步伐均匀有节奏，注意用前脚掌着地，不能用足跟着地。慢跑后应做整理运动。

保健操

保健操是适合春季的运动。保健操有多种形式，如广播操、健美操等。

广播操是经有关专家认真研究而制定的，不同节的动作分别活动身体的不同部位。它适应范围广，对不同的人有不同的锻炼效果，特别适用于长期伏案工作的中老年人以及体质较差或高血压和冠心病病人。

健美操除了活动肌肉关节外，还有保持形体美的特殊作用，具有促进全身血液循环，改善内脏、神经及肌肉的功能状态，增强内脏的功能等作用。针对腰腹肌的健美操，可以去除腰腹部脂肪，提高腰部肌肉的弹性和韧性，特别适合于青年人锻炼。

放风筝

春天放风筝是一种集休闲、娱乐和锻炼为一体的活动。放风筝时，通过手、眼的配合和四肢的活动，可达到疏通经络、调和气血、强身健体的目的，对视力减退、失眠健忘、肌肉疲劳等症均有祛病养生的作用，较适合于青少年。中老年人在放风筝时要注意保护颈部，头颈不要长时间后仰，而应后仰与平视交替，其中应以平视为主。放风筝最好 2 ~ 3 人一起，选择平坦、空旷的场地。

游泳

春季，游泳是不错的运动。游泳是一项全身性的运动，长期坚持游泳，不仅能塑形，而且还可滋润身体，达到美肤效果。不过，游泳前一定要进行热身运动，由于游泳需要运动到全身各个部位的肌肉，所以，在下水前一定要做好热身运动，打开各个关节，充分进行活动和预热，比如做一套广播体操，或者有针对性地对身体各个关节进行锻炼等。如果没有做好热身运动就下水，很容易出现肌肉拉伤或者抽筋，非常危险。

登山

春暖花开，绿草茵茵，这一时期到山野间呼吸呼吸新鲜空气，和大自然融为一体，对身心健康非常有益。不过，如果登山不讲究方法，反而对身体有害无益。那么，应该怎样登山呢？一是注意适度休息。登山的运动量很大，而在登山过程中，负载最多的就是双脚，尤其是脚跟，承受的压力最大。如果脚部得不到适度休息，容易产生足跟炎。所以，登山过程中要选择适当的时间来休息，比如一个小时的登山过程，至少要休息 3～4 次为好。二是登山时，要选择一双合适的鞋子，这非常重要。最好不要穿新鞋登山，因为脚与新鞋之间有一个磨合期，如果在磨合期间就进行强度比较大的锻炼，容易造成脚部不适，比如脚趾被磨红，严重的可能起水泡。新鞋子可以在平地走路时进行良好的磨合后，再用来登山。

羽毛球

羽毛球是一项大众的运动项目，它让人们在跑跳过程中，舒展全身，使全身的各个部位都得到充分的锻炼。不过，打羽毛球前需要先热身。打羽毛球多跑步、跳跃等动作，如果不热身或热身不彻底就投入运动，容易扭伤腰部和脚踝，所以，打球前 5～10 分钟的热身不可少。

> **爱心TIPS**
>
> 打羽毛球时最好选择自己比较熟悉的场地。如果是新环境，要先熟悉一下，看在新场地移动起来是否有障碍，这样能防止不必要的伤害。

运动后莫忘补充营养

运动后，一定要补充下面这些营养：

碳水化合物

碳水化合物是运动时所需热能的主要来源，产热迅速，消耗体力氧气最少，较有利于短时间大强度的运动。可选用标准米、面、土豆、山药等。

蛋白质

蛋白质是制造细胞、肌肉的重要材料，能对高级神经活动产生良好影响，可增强高级神经系统的活动能力，提高运动者的反应性、敏捷性。蛋类、乳类、鱼类、鸡肉、鸭肉、鱼肉、牛肉、豆类等都含有丰富的蛋白质。

维生素C

维生素C可提高机体工作能力，增强耐力，有助于机体经受高强度的训练。平时多吃绿叶蔬菜、水果等，可保证充足的维生素C供给。

维生素B_1

维生素B_1有利于肌肉的活动，可减轻运动者的疲劳感。维生素B_1多存在于谷类、豆类、蘑菇及动物性食品中。

维生素E

维生素E可增强人体运动功能和神经系统的耐力。维生素E广泛存在于自然界的植物中和植物油中，如芝麻、花生、芝麻油、花生油等，蛋类及蔬菜中也含有少量的维生素E。

微量元素镁和铁

近年来的有关研究发现，缺镁会影响运动功能的发挥，使运动者发生意外，如腿部抽筋、突然昏厥、心跳骤停等。因此，运动量大的人平时宜多搭配下面这些含镁丰富的食物，如黄豆、蚕豆、豌豆、豆腐皮、荞面、小麦、玉米、高粱面、荠菜、紫菜、核桃、芝麻酱等。同样，大运动量的人对铁的需要也会相对增多，供给不足而又消耗过多时，就会发生缺铁性贫血。因此，平时应多吃含铁丰富的食物，如动物肝脏、瘦肉、蛋、海带、木耳、豆制品、芝麻酱等。

爱心TIPS

春季运动时，应养成用鼻子呼吸的习惯，鼻毛能滤清空气，使气管和肺部不受尘埃、病菌的侵害。运动时，呼吸往往很急促，用嘴呼吸会吸入大量灰尘。

脂肪

脂肪主要供给机体能量，但不宜

过多食用。

此外，在每日三餐的热量和营养素的分配上，应根据一天中剧烈活动的时间来安排。如果运动在上午，则早餐、午餐热量要高，晚餐可相对低些；如果运动时间在下午，则应增加午餐和晚餐的热量；如果运动时间在晚上，则应增加晚餐的热量，还可在运动完加餐1次。补充营养的时间，以运动前两小时为宜，因为脂肪性食物在人体内消化吸收较慢。留出一定的消化吸收时间，可使其有效地发挥能量，有利于机体的活动。大量运动前饮食不宜过饱，饭后或饮水后不宜立即活动，以免引起胃部不适。此外给活动的孩子补充水分应以白开水或淡盐水为宜。

第二篇

夏长：

炎炎盛夏打好健康保卫战

夏季是万物生长的主要时期，人体的新陈代谢亦是十分旺盛。因此，在炎炎酷暑中，我们要打好健康保卫战，不让疾病钻空子，要吃好、喝好，才能身体好。

夏季健康保卫战先打好防暑这一仗

夏季健康"清"为贵

夏季是四季中的第二个季节,是一年中气温最高的季节。在这一时期,人体的新陈代谢亦十分旺盛。中医认为,要保持健康,人体应顺应自然环境、季节气候的变化。夏季以"热"为特点,养生应以"凉"克之;夏季还以"燥"为主,调理应以"清"驱之。所以,夏季拥有健康的关键就在于"清"。

夏季,人们可从下面这几方面做到"清":

精神要清静

夏季要想保持心理健康,其关键就在于精神要清静。《黄帝内经》曾明确指出夏季精神养生要做到"使志无怒,使华英成秀,使气得泄,若所爱在外,此夏气之应,养生之道也"。其意是说,夏季切忌发怒,人体气机宣畅,通泄自如,而情绪要外放,不可郁闷在心。然而,夏季烈日炎炎,闷热的天气极易令人产生心烦气躁之感,而这种感觉更令人感到热,因此,夏日宁心静神最为重要。夏季怎样做到宁心静神呢?

● 要心平气和。心平,无非分之念,只可欲而不迷狂;气和,不卑不亢,不疾不滞,安舒宁静。心平,会较客观地看事物;气和,易于体会彼我立场。

心平气和，就是常有冰雪在心之感，不烦躁激动。

◎ 找到适合自己的精神寄托。人是有思想和理想抱负的，美好的信念可产生自觉的意志行动和积极的情感，一个人有了奋斗目标，才能使他克服人生道路上的坎坷。生活中有许多活动，如绘画、书法、雕刻、音乐、下棋、种花、集邮、钓鱼、旅游等，均能使人精神有所寄托，并能陶冶情操，从而起到移情养性、调神健身的作用。

◎ 不断陶冶自己的性格。要经常注意检查自己的情绪，如存在急躁、焦虑、忧郁、愤怒、狭隘等情绪时，一定要设法不使之再现，这就要加强学习、加强修养。《管子·内业》里曾说："止怒莫若诗，去忧莫若乐，节乐莫若礼，守礼莫若敬，守敬莫若静，内静外敬，能反其性，性将大定。"在《黄帝内经》里介绍的圣人养生之道，一是"无恚嗔之心"，二是"无思想之患"，三是"以恬愉为务"。因此，有计划地修身养性，用豁达、微笑对待不称心的人和事，是人们应培养的涵养。

饮食宜清淡

清淡饮食能清热、防暑、敛汗、补液，还能增进食欲。因此，炎夏的饮食应以清淡质软、易于消化为主，少吃高脂厚味及辛辣上火之物。多吃新鲜蔬菜瓜果，既可满足所需营养，又可预防中暑。主食以稀为宜，如绿豆粥、莲子粥、荷叶粥等。还可适当饮些清凉饮料，如酸梅汤、菊花茶等。但冷饮要适度，不可偏嗜寒凉之品，否则会伤阳而损身。另外，吃些醋，既能生津开胃，又能抑制、杀灭病菌，预防胃肠道疾病。

居室宜清凉

阴凉的环境，会使人心静神安。早晚室内气温低，应将门窗打开，通风换气。中午室外气温高于室内，宜将门窗紧闭，拉好窗帘。

在起居上，要避免过于疲劳，宜晚睡早起，保养阳气，中午最好再睡半个小时左右，可以补充夜间睡眠的不足。居室要保持清凉，早晚应开窗通风，中午宜将门窗紧闭，拉好窗帘。但要注意睡觉时不能对风当窗，或卧睡席地、凉床，或把空调温度调得过低。另外，夏天洗澡，建议淋浴，这样可促进人体新陈代谢，提高人体免疫力，还能消除疲劳，振奋精神。

游乐宜清幽

炎夏不可远途跋涉，应就近寻幽。早晨，曙光初照，空气清新，可到草木繁茂的园林散步锻炼，吐故纳新。傍晚，若漫步徜徉于江边湖畔，那习习的凉风会使你心静似水，神怡如梦。

要祛湿

“身上大汗淋漓湿漉漉，心中无名之火热腾腾”。如果一到夏天你就遭遇如此境地，那么，你很可能就是湿热体质。

湿分为内湿和外湿。夏季雨水丰润，气候潮湿，容易使外来的水湿侵入人体，中医称之为外湿；内湿常与人体的消化功能有关，脾脏主管运化水湿，脾虚的人容易有内湿。因此，祛湿的首要任务就是保护好我们的脾脏。

抵挡湿热要遵循中医的“利水渗湿”原则，多吃冬瓜、苦瓜、丝瓜等。高甜、高油、高盐饮食最伤脾，饮食越淡越好。最好不吃辛辣食品，若非要吃，则需搭配一半蔬菜，最好是苦味蔬菜，因为苦能燥湿，性寒凉又能清热。

女性湿热突出表现为带下症，即白带色黄，质黏稠，外阴瘙痒等。患此病症的女性尽量不要吃凉的食物，多喝温开水。生活中要注意外阴卫生，勤用温开水清洗阴部；勤换内衣，内衣应选择纯棉质地的，不穿紧身、化纤、丁字裤；非月经期少用护垫，用也要选择无香味的，以减少刺激。

男性湿热表现为嘴里发黏，爱喝冰饮料，且越喝越渴，嘴里没味，爱吃味重的食物。要改变这种状况，除了

爱心TIPS

夏季，许多人为了得到清凉，喜欢泡在水中。但泡水也有学问，如泡水的时候，一定要记得补充水分。泡水前，一定要准备好饮品，如新榨果汁、矿泉水等。

要清淡饮食外,还要戒烟限酒。湿热容易让男性发生阴囊湿疹、睾丸胀痛等病。因此,保持阴囊部位的清洁干燥,穿柔软、易吸水、透气性好的宽松棉质内裤也成为男性夏季祛湿的重要方法。

被湿热侵袭的老人、小孩常表现出消化不良、没有食欲、腹泻拉稀等症状。如果老人出现湿热症候,在多喝温开水的同时,可用芸豆、赤小豆、绿豆等煮粥喝;如果孩子出现湿热症候,可用干丝瓜熬水给他们洗澡。

夏季防“内火”

夏季是一年中最热的季节,有时最高气温可达40℃左右,人们在这种高温环境下,极易出现“上火”现象,破坏人体健康。因此,要健康,就要特别注意防“火”。根据引起“上火”的原因,我们可将夏季上的“火”分为“外火”、“内火”。

夏季防“外火”

所谓“外火”,是指夏季自然界高热的气温。要防这种“外火”,可采取下面两种预措施:

◎ 措施一:外出时要尽量避免太阳的直接照射,最好戴遮阳帽或打遮阳伞,必要时还应涂些防晒霜。

◎ 措施二:居室要经常开窗通风,保持室内环境安静卫生,以防“外火”内侵。

夏季“内火”的种类

所谓“内火”,是指因机体内阴阳失衡而出现的内热症。“内火”有心火、肺火、胃火、肝火、肾火之分。

心火。心火有虚实之分。如果人们出现低热、盗汗、心悸心烦、失眠健忘、口干、舌尖红等症状，可能是虚火。虚火者可经常食用莲子大米粥来调节，或用适量生地、麦冬、五味子泡茶饮服来调节。如果经常出现反复性口腔溃疡、口干、小便短赤、心烦易怒、舌尖红等症状，就为实火。实火者可服用导赤散或牛黄清心丸。

◎ 肺火。有肺火者会出现无痰干咳或痰少而黏、痰中带血、潮热盗汗、手足心热、失眠、午后两颧发红、口干舌燥、声音嘶哑、舌红等症状。肺火者可适量吃红枣百合大米粥，或用沙参、麦冬各10克泡茶饮服。

◎ 胃火。胃火也有虚实之分。虚火者常会出现口渴、饮食减少、轻度腹胀、低热或潮热、大便干燥、舌红少苔或无苔等症状。这类上火者可适量服用蜂蜜、梨汁、甘蔗汁等。实火者常会出现上腹不适、多食善饥、口苦口干、大便干结、牙痛、牙龈出血、鼻出血、舌红苔黄等症状。这类上火者可用适量栀子、淡竹叶泡茶饮服。

◎ 肝火。有肝火者常会出现剧烈头痛、头晕耳鸣、眼干、口苦口臭、易怒、两肋胀痛、烦躁难眠、肢体麻木、舌边红等症状，与高血压、脑中风症状相似。这类上火者可用龙胆泻肝汤或丸来去火。

夏季防“内火”措施

其实，夏季“内火”是可以防的。人们可通过下面这些措施来防止上火：

> **◎ 爱心TIPS**
>
> 要消夏季“内火”，人们不妨多听听音乐。调查已发现，音波可刺激人体的经脉腧穴，调和气血，滋阴降火，镇静安神，消降火气。

◎ 夏季要及时补充水和无机盐。当机体大量出汗或体温过高时，不但体内水分不足，而且还会流失大量的钠、钾。缺钠可引起严重脱水，所以要补充水分和无机盐。补充水分最好是少量、多次，另外可食用含钾高的食物，如水果、蔬菜、豆类和豆制品、海带、蛋类等。

◎ 学会调整自己的情绪。要保持平和、乐观、愉快的心态，克服急躁、焦虑、忧郁、紧张的心理，戒怒慎思，避免不良精神刺激，减少“七情”化火。

◎ 调整饮食。容易上火的人平时饮食宜清淡，少吃辛辣刺激、辛温燥热与油腻、煎炸、熏烤等食物。特别是阴虚阳亢之人，宜少吃畜肉、胡椒等物，适当多吃些性凉利于降火的食品，如西瓜、苦瓜、黄瓜、冬瓜、丝瓜、萝卜、茄子、绿豆、苡仁、柠檬、梨、马齿苋、蒲公英、鱼腥草等。

◎ 保持大小便通畅。大小便通畅，可以使“内火”有出路。

◎ 要健脾和胃。夏季脾胃最易受到损害，因此要戒烟限酒，重视保护脾胃功能。消化不良者可常吃一些健脾和胃的药物，如健脾丸、大山楂丸等。

夏季防暑的巧方法

一年四季中，夏季最热，稍不注意，人们就有可能中暑。中暑是一种典型的夏季气象过敏反应，是人体的体温调节中枢及汗腺功能在高温条件下出现障碍或衰竭的结果。中暑的症状一般为高热、无汗及昏迷。刚开始时，会有全身软弱、无力、头痛、眼花、恶心及汗少等症状，继而体温会迅速上升甚至可能达到41℃以上，同时还会伴有极度困倦、皮肤干热无汗、脉快、呼吸浅、血压下降的症状。此时，如果救治不当，很快就会发展为全身抽搐、心律失常、脑水肿、休克甚至导致死亡。可见，中暑是一种严重危害生命健康的疾病。下面介绍一些中暑的知识，以帮助人们更好地防暑。

中暑的原因

夏季，人们之所以会中暑，除与气温有关外，还与湿度、日照、劳动强度、高温环境暴露时间、人们体质强弱、营养状况、水、盐供给及健康状况有关。

众所周知，人体的正常体温宜保持在37℃左右、皮肤温度保持在32℃左右。然而，随着气温升高，人体以传导、辐射方式的散热会逐步减少，以汗液蒸发方式的散热逐步增加。人体在外界气温高于32℃时，其大部分热量会通过汗液蒸发。当外界温度达到35～39℃时，再加上劳动强度大，体内热量就不易散发，引发体温升高，从而形成热射型中暑。这类中暑是最严重的，有时还会危及生命。还有一种因大量出汗引起的热衰竭型中暑，其症状多为面色苍白、皮肤多汗、呼吸浅、脉搏弱、血压下降、意识不清等。夏季大量出汗还会引起痉挛型中暑，这主要是因为体内大量出汗，身体盐分丢失从而引起肌肉痉挛，常伴有热衰竭。主要症状有口渴、乏力，突出症状为肌肉抽筋。此外，有时夏日阳光直射人体头部也会引发日射型中暑，这主要是因为夏日阳光直射头部而使脑部出现损害。这种中暑的症状有头痛、头昏、恶心等，重者会出现昏迷，体温升高。

极易中暑的八种人群

中暑还与人的体质有关。一般来说，下面这几种人群更易中暑：

- 老年人。随着年龄的增长，人体的多个器官功能会出现减退或衰竭，皮肤汗腺会出现萎缩，而循环系统功能也会出现衰退，导致机体散热不畅，从而引发中暑。

- 孕产妇。夏季，孕产妇也是极易中暑的人群之一。这是因为女性怀孕或生产时会消耗较大体力，而使身体极度虚弱。如果孕产妇长时间逗留在通风不良、温度较高的室内，就易中暑。

- 婴幼儿。婴幼儿也是极易中暑的人群之一。这主要是因为婴幼儿发育还不成熟，体温调节功能差，又有较多皮下脂肪，不利于散热。

- 营养不良者。营养不良者体内常常缺乏营养素。一旦人体缺乏营养素，会使血压下降，引起血管收缩。营养不良者还易出现反复腹泻，这会导致脱水和电解质紊乱而中暑。

- 感染性疾病患者。感染性疾病多由细菌或病毒造成。细菌及病毒可使人体产生内源性致热源，让人体加速产热，产生炎症，而炎症还能使人体释放出一类物质，使血管收缩痉挛，不利于散热，从而引发中暑。

- 心血管病患者。心血管病患者最不好过的是夏天。夏季炎热的天气会使患者的交感神经兴奋，从而加重心血管的负荷。特别是那些心脏功能不全的患者，他们机体所产生的热量常因不能及时散发而积蓄，极易中暑。糖尿病患者对内外环境温度变化反应迟缓，尽管热量已积蓄在体内，但病人往往还没有感觉或自觉症状出现得较晚，从而中暑。

◎ 服用抗组织胺药、抗胆碱药、安眠药等药物的人。经常服用抗组织胺药、抗胆碱药、安眠药，会使机体产生血管收缩，使体温调节中枢出现功能障碍，引起中暑。

夏季防中暑的妙招

人体一旦中暑，会严重影响人们的健康。在盛夏酷暑，人们应该怎样预防中暑呢？

◎ 夏日出行躲烈日。夏季，阳光直射，如果不做任何防护就出门，极容易晒伤皮肤和中暑，因此，出门前一定要做好准备。夏季每天 10 ~ 16 点是阳光最强烈的时间段，这个时间段不宜出门。如果一定要在此段时间出门要做好防护工作，如打遮阳伞、戴遮阳帽、戴太阳镜、涂抹防晒霜等。夏日出门，一定要准备充足的水或饮料。此外，防暑降温药品也是出门必备的物品，这些药物包括十滴水、仁丹、风油精等。夏日外出时，适宜的穿着也是防暑的关键。夏日的衣服材质应尽量选棉、麻、丝类，这类服装吸汗，可散热；化纤类服装大多不能及时散热，易引起中暑。

◎ 正确喝水。夏日，由于气温极高，人体会大量出汗，因此及时补充水分是防暑的有效手段之一。专家指出，夏日里不要等到口渴时再喝水，因为口渴时就表明身体已缺水了。为保证人体不会出现缺水状况，应时时进水，养成经常喝水的好习

> ◎ 爱心TIPS
>
> 午睡时间不宜过长。午睡时间过长，中枢神经会加深抑制，脑内血流量相对减少，代谢过程减缓，导致醒来后周身不舒服而更加困倦。

惯,每天喝1.5~2升水。如果自己每天出汗较多,也可适量饮用盐水,补充人体因出汗而失去的盐分。另外,夏季人体容易缺钾,总会有倦怠、疲乏之感,喝些含钾的茶水可缓解这种情况。

夏季,并不只是喝水才能补充水分,夏季的时令蔬果,如生菜、黄瓜、西红柿、桃子、杏、西瓜、甜瓜、乳制品等水分含量都较高,都可用来补充水分。而且这类食品还含有其他营养物质,对身体十分有益。

妙招三:夏日要睡好。夏季日长夜短,气温较高,人体正处于新陈代谢旺盛时期,消耗较大,极易产生疲劳感。而充足的睡眠对恢复体力、赶走疲劳非常有效。合理而有效的睡眠可使人体各系统都得到放松,不但有利于工作和学习,还可预防中暑。夏日的最佳入睡时间是22~23时,最佳起床时间是5:30~6:30。不过,在睡眠时注意不要躺在空调出风口或让电扇直吹,以免患上空调病和热伤风。

老人防暑方法

严寒和酷暑都有可能威胁到老人的健康。许多老年人在寒冷的冬日会注意防病保健,但对炎热的酷暑却往往掉以轻心。其实,夏日酷暑也常常威胁到老年人健康。夏日是老年人发生心肌梗塞、脑血管疾病和肾功能不全的高峰季节。因此,老年人在夏日也要注意防暑保健。

炎炎夏日,老年人该如何防暑呢?

注意生活细节

老年人抵抗力较差,心肺功能也已经减弱,而高温天气极易诱发心脏衰竭、气喘、中风这三大疾病。老年人的体温调节系统已不敏感,有时还会出现动脉硬化倾向,极易造成脑血管疾病。老年人要想安然度夏,生活细节不可忽略。老年人不宜在高温、太阳直射的情况下出门;老年人的居室应注意通风,如果用空调,空调温度不宜调得太低,更不宜频繁出入冷热环境。老年人在饮食上更要注意,要多吃蔬果,常饮用绿茶、绿豆汤等。

情绪上要做到安然恬静

俗话说:“心静自然凉”,老年人要防暑保健,精神调养不可轻视。精神上要安然恬静、神清气和,避免心火内生。老年人最好不要产生厌夏思想,否则不利于神经系统和全身各器官的活动协调,身体也很难产生较高的抵抗能力来阻止各种致病因素的进攻。

不要劳累

劳动或运动量不宜过大,特别要避免在上午10时后至下午4时前气温高时在烈日下活动。室外锻炼宜在清晨和傍晚气温稍低时进行。

注意补水

白天通过饮淡茶水、凉开水,吃西瓜或其他清凉饮料的方式,及时、适量、多次地补水,以降低血黏度。

注意卫生,勤换内衣

夏季要注意卫生,勤洗澡,勤洗手脸,勤换内衣,以保持皮肤清洁、汗腺通畅。

防止药物诱发中暑

对于患有心脑血管疾病的老人来说,长期服用抗胆碱药物、β素体-组织剂、抗组织胺药物、利尿剂、安定类药物等,会进一步加重中暑的可能与症状。当老人出现中暑症状时,应该如何急救呢?

> **爱心·TIPS**
>
> 老年人的腋下、阴股部、肛门周围等处都有大汗腺、皮脂腺,汗液分泌较旺盛,又是皱褶部位,汗液不易排出,容易引起皮炎。因此,夏季老年人要注意这几个部位的清洁。

◎ 药物降温。体温在40℃以下者可口服解热药,如去痛片、阿斯匹林、人丹、十滴水等。

◎ 物理降温。迅速帮老人脱离高温环境,到阴凉处后可用凉水、湿毛巾、冰块等敷于老人的额头、脖子、双腋窝下、腹股沟等处。有条件者可进空调房间进行降温。

◉ 给氧。此时最好把老人安排到空气流通的环境里，必要时需给老人吸上氧气。

◉ 治疗并发症。中暑后的老人，需特别注意心脑血管等并发症的发生。

重症患者必须到医院对症处理，单纯的中暑重症可注射冬眠合剂，伴有呼吸衰竭者应注射呼吸兴奋剂，周围循环衰竭者应补充葡萄糖或生理盐水，以补充能量和丢失的水分。

孩子防暑妙招

进入夏季，热浪滚滚，4 岁以下的孩子极易中暑。炎炎夏日，家长怎样做才能为孩子防暑呢？孩子要防暑，先要了解孩子易中暑的原因及中暑症状，然后再想办法进行防暑。

孩子中暑症状

孩子出现哪些症状时，家长要想到孩子是中暑了呢？

◉ 症状一：孩子尽管很热，但可能不会流汗。

◉ 症状二：皮肤会发红、发热，干燥。

◉ 症状三：烦躁不安及哭闹，呼吸及脉搏加速；接着会显得倦怠，甚至进入抽搐或昏迷状态。

◉ 症状四：大一点的幼儿会有头晕、恶心、失去方向感，而且昏昏沉沉的症状。

孩子中暑后的救治方法

当幼儿出现中暑情况时，应该怎样救治呢？

◎ 维持呼吸道的通畅。

◎ 尽快移到阴凉处，除去衣物，以电扇及冷气降低环境温度。

◎ 每隔10～15分钟给孩子喝一些不含咖啡因的清凉饮料。但有呕吐或意识不清者勿给。如果中暑症状比较严重，可口服人丹、十滴水、藿香正气水等药物。

◎ 尽快地让孩子的体温降下来，但是要小心，不要降得太低。如果孩子的体温一直不降低，要尽快送到医院治疗。

孩子防暑的方法

◎ 饮食应清淡卫生。在夏季应补充足够的蛋白质，如鱼、肉、蛋、奶和豆类都是理想的食物。要食用一些富含维生素C的食物，如西红柿、西瓜、杨梅、甜瓜等。在夏季可多喝一些由具有清热作用的食材熬制的粥，如绿豆粥、赤豆粥、莲子粥、冬瓜粥、荷叶粥等。

◎ 应养成主动饮水的习惯。当人自觉口渴时，身体已经是缺水状态了，所以不要等口渴了才喝水。一定要定时补充水分，每天在清晨起床后、上午10点左右、下午3～4点、晚上就寝前这四个“最佳饮水时间”饮用1～2杯白开水。

◎ 保持充足睡眠很重要。因为夏天日长夜短，气温高，人体新陈代谢旺盛，消耗也大，容易感到疲劳。保持充足睡眠，可使大脑和身体各系统都得到放松，既利于学习，也是预防中暑的有效措施。

饮食应以清淡、易于消化的食物为主，不能多吃冷饮，也不能用啤酒和

◎ **爱心TIPS**

夏日，家长在为孩子准备食物时，注意从冰箱内取出的各种食物最好在常温下放半小时后再吃，要少吃或不吃冰镇食品，特别是从户外回到室内时，不可让孩子立即吃冷饮，否则易引发胃部不适。

饮料解暑，应多吃新鲜的水果和蔬菜。

户外活动时间最好不要安排在11～16时之间，因为这一段时间不仅气温高，而且骄阳似火，紫外线的照射最强；除了时间，还要选好场地和环境，尽量在公园、湖边或其他有绿树的地方进行户外活动。在安排户外活动期间，应根据需要适当补充水分。

准妈妈防暑妙招

俗话说："孕妇过三伏，腹中揣火炉。"腹中孕育着小生命的准妈妈们怎样做才能安然度过热浪逐人的盛夏呢？

准妈妈中暑后的危害

妊娠期间，由于孕妇的生理负荷加大，机体代谢产热增多，而且皮下脂肪层增厚，这一切都不利于产热和散热的平衡。如果再碰上居住环境狭小、不通风等，就很容易发生中暑。孕妇中暑轻则头晕、胸闷、多汗、恶心，重则高热、昏迷、抽搐，不仅严重影响孕妇的健康，还可能对胎儿产生毁灭性的影响。中暑后，母体高温所引起的直接危害有可能造成胎儿先天性畸形或异常发育。

此外，母体中暑时可发生血液循环障碍，这必将影响子宫、胎盘绒毛之间的营养和气体交换，导致胎儿供血不足、缺氧，严重者会导致胎儿宫内窘迫、宫内死胎、死产、早产等。所以，预防中暑可关系到母亲和胎儿的安危，不可轻视。

准妈妈防暑四妙招

准妈妈防暑，不妨从下面这四方面去做：

- 心态要平和。三伏天，火气旺盛。孕妇在精神、心理等方面，应息其怒，静其心，安其神，使神经系统处于宁静状态。在日常生活中要心平气和，切不可烦躁激动，因躁生热。

◎ 生活有规律。孕妇的生活要有一定的规律，做到“夜卧早起，无厌于日”。三伏期间晨起后，可适当参加一些力所能及的体育活动，这有利于提高体温调节功能，增强对热的耐受力；午饭后，适当午睡；晚上，不可贪凉而卧，更不可迎风而卧，风扇和空调直吹的位置都对孕妇不利。

◎ 爱心TIPS

许多准妈妈喜欢在炎热的夏日吃水果来防暑降温。但需要指出的是，准妈妈吃水果不宜吃糖分较高的，否则会出现糖代谢紊乱，诱发糖尿病，给自己和腹中的胎儿造成危险。因此，准妈妈吃水果一定要适可而止。

◎ 防暑要避湿。三伏天，暑热湿盛，孕妇外出时，要戴草帽或打晴雨伞，以遮挡阳光的直接照射。孕妇的衣着宜宽大凉爽，出汗多时，湿衣汗衫要勤换勤洗，以防外湿侵袭。

◎ 饮食要合理。三伏盛夏，孕妇的消化功能差，饮食应有规律，定时定量。饮食调摄应以温软、易于消化、清淡富有营养为宜，适当多吃些新鲜蔬菜、瓜果及鱼、虾、鸡、瘦肉、豆制品等。还可经常吃些藕粉、莲子粥、苡仁粥、薄荷粥等，少吃油条、烤饼、肥肉等厚味之物，以防生湿、生热。

夏季健康，美肤不可丢

炎炎夏日，让肌肤“喝”点水

夏季，世间万物郁郁葱葱，人体的新陈代谢也变得旺盛，而皮肤细胞的更替也会越来越快，腺体分泌旺盛，汗液大量分泌。人体在夏季排汗过旺，代谢系统容易失去平衡。肌肤最深处的基底层含水量高达70%，而最外层的表皮角质层含水量却只有15%，一些因素的些许变化就会破坏肌肤的防御功能，打破皮肤含水量的平衡，令肌肤缺水现象更严重。通常角质层至少维持10%以上的水分，才能使皮肤外表看起来有光泽，光滑、娇嫩，如婴儿的肌肤一般；若含水量掉到10%以下的话，皮肤就变得干燥、脱皮且失去弹性。肌肤富含充足的水分，看起来才会饱满有弹性。所以，要想拥有健康美丽的肌肤，就要给肌肤“喝”足水。

炎炎夏日，应该怎样让肌肤“喝”水呢？为肌肤补水，要根据不同的情况，采取不同的补水方法。

空调房中的补水方法

总在空调房中，肌肤会变得越来越干燥，经常有紧绷感，严重者还会出现皮屑脱落的现象。怎样给这样的肌肤补水呢？

◎ 准备肌肤专用补水剂。拼命涂擦油性的乳液或面霜是不行的，可准备一瓶专用补水剂，2 小时左右喷面一次，再擦上凝露类滋养品。另外，万万不可没事就跑去洗脸，因为这会大大损伤皮肤表面的油脂保护层。蜂蜜具有很好的保湿滋润作用，回家后做一个蜂蜜面膜，能补充一天流失的水分，滋润肌肤。

◎ 自制补水面膜。保持一定频率为肌肤补水。每天用化妆水泡开纸膜敷于脸上即可，关键是要常做，有条件的可坚持每天临睡前敷十来分钟。

◎ 巧用补水的蔬果。在日常生活中，给肌肤补水并不一定非要用专业产品。我们吃剩下的小黄瓜、西瓜皮，都可涂在脸上。

另外，多喝矿泉水或纯净水，因它们的性质与生物细胞内水分接近，亲合性较强，饮后易被皮肤吸收，使肌肤呈"半液态"。鲜果汁、茶、蔬菜汁也是多多益善，但含糖多或含酒精的饮料，能免则免，因为它们会夺去肌肤内的水分。

晒后的补水方法

夏季，阳光强烈，经过阳光暴晒后，人体皮肤会出现发红、胀痛，鼻子等突出部位分泌油脂的症状。这种症状表明皮肤已有了极轻微的日光伤。如果皮肤有火辣辣的刺痛感，说明皮肤已经晒伤了。专家指出，阳光会严重影响肌肤的表现力，并或多或少影响皮肤的健康。那么，皮肤晒后应该怎样补水呢？

◎ 出门在外要做好防晒工作。夏季如果要出门，一定要做好防晒工作。夏季每天都宜使用合适的防晒产品隔绝紫外线辐射。回来后，一定要做好清洁工作，然后再抹上保湿霜。

◎ 及时补充维生素 C。阳光晒后极易出现晒斑、雀斑，要消除这些晒斑，需要补充充足的维生素 C。在饮食中可多吃些水果、蔬菜，同时尽量避免烟酒、浓茶、咖啡等刺激物。

及时处理晒伤。夏季，皮肤极易被晒伤。如果出现轻微的晒伤，应立即用含化妆水的棉片敷面，将肌肤的温度降下来，再进行补水。

选择适合自己的补水保湿护肤品。夏季，最好能选择适合自己的补水保湿品。最适合夏季使用的补水保湿品是清爽、无油的，这样才能减少肌肤负担，使毛孔清爽通透。

爱心TIPS

人们日常使用的化妆水可放在冰箱内冷藏，日晒后，洗净脸，可以拍上冰冰凉凉的化妆水。这样不但清凉舒适，还可镇静晒后灼热的肌肤，防止晒伤加重。

夏季护肤的策略

夏季，灿烂的阳光不仅给人们带来了欢乐，也给人体皮肤的养护带来了麻烦和苦恼。人们该如何做才能使皮肤不受伤害，保持健康呢？

做好清洁

在夏季的气候条件下，皮脂腺内的皮脂分泌通常比较旺盛，连日的高温会使毛孔长时间处于扩张状态，灰沙、粉尘阻塞毛孔，容易滋生黑头、粉刺，因此清洁肌肤是最基础的一步。洁面用品的选择应因人而异。油性肌肤宜选择清洁力较强的洁面用品，这种产品能把面部多余的油脂清除干净，从而让皮肤恢复到干爽的状态。干性肌肤宜选择补水性的洁面用品以补充水分的不足。中性肌肤则可按本人的喜好来选用洁面用品。化妆的女性在清洁时应先卸妆，这样才能做到彻底清洁肌肤。夏季的肤质可能会与平时略有不同，如有些干性肤质的人会呈现中性，中性肤质的人会呈现弱油性。不管哪种肤质的人，建议选择洁面用品时，侧重于其清洁力，不要一贯而行。如果夏日皮肤清洁做得不好，很可能会为痘痘、暗疮的发生埋下祸根。

做好防晒

夏季，阳光中的紫外线无处不在，它会使皮肤受到伤害，为了减少紫外线对皮肤的伤害，人们研究出了防晒产品。不同防晒产品的防晒效果也不同，这与防晒倍数（SPF 值）有直接关系。SPF 值越大，防晒指数越高，其通透性也越差，会妨碍皮肤的正常呼吸。以东方人的肤质来说，日常防护可选用 SPF10 ~ SPF15 的防晒品；如果从事游泳、打球等户外休闲活动，SPF20 就足以抵抗紫外线的伤害，而且不会给肌肤造成负担。另外还要特别提醒大家不要只注意脸部防晒，还要注意保护其他暴露在阳光下的皮肤，千万不要吝惜防晒霜。

做好修护

夏季人们不仅要经受阳光的暴晒，还得长时间处于空调环境中。不通风的空调环境会造成肌肤角质层水分严重不足，皮肤循环紊乱，局部肌肤就会出现干燥、细纹增多、甚至滋生粉刺等现象。由于肌肤中的水分会大量散失，所以夏季肌肤的补水、修护工作很重要。由户外入室内，如刚刚接受过阳光的“洗礼”，应等皮肤降温安静下来后，再清洁，并涂上保湿乳等，有条件的话用温水洗脸，然后使用保湿类的修护品。一般的晒后修护产品都含有较多的维生素 A、C、E，这些成分可以清除自由基，而自由基是造成皮肤老化的主要原因。如在白天，还应及时涂抹防晒霜。

学一些专业的护肤知识

炎炎夏日，最好在家中于临睡前完成养颜工作。如果从美容院接受深层的滋养与护理，肌肤尚处于活跃状态，就暴露于阳光之下，肌肤更容易吸收紫外线受到伤害。如果实在不想自己在家中做保养，那么最少在美容院让肌肤休息 30 分钟后再出来。

爱心TIPS

健康的饮食能够使你容光焕发。多吃含抗氧化剂的食物，如绿色食品、蓝梅、哈密瓜和各种瓜类。这些食物可使你皮肤里的胶原质增加。另外，鲑鱼和蛋白都能够滋润肌肤，并修复皮肤损伤。

夏季美肤，瓜果来帮忙

夏季的新鲜蔬果品种繁多，有些水果不但营养丰富，更是美容佳品。多食用瓜果，对雀斑、色素斑和粉刺有一定疗效；用瓜果绞汁敷面，可达到美容效果。

瓜果中含有丰富的维生素 C、果糖、葡萄糖、蔗糖及食物纤维素等营养物质，加之它们性质温和，具有清洁皮肤、消炎、杀菌和增强表皮细胞的再生能力等作用，有的还具有分解脂肪和黑色素的作用。快来享受下瓜果带来的美容惊喜吧！

西红柿

西红柿富含多种肌肤营养素，如维生素 A、C 和 B 族以及各种矿物质等，不但食用有营养，而且外用对皮肤也有功效。每天饮西红柿汁一杯，并适当加点儿鱼肝油，可使面色健康红润。对有粉刺、青春痘的面部皮肤，采用西红柿外搽可去油腻，防止感染。西红柿捣成糊状敷面，可使面部皮肤变得柔嫩滋润。

西瓜

西瓜汁中含有多种重要的有益健康和美容的化学成分。西瓜的这些营养成分，易被皮肤吸收，对面部皮肤的滋润、营养、防晒、增白效果都很好。

西瓜皮可用来清除面部污垢，清除色素沉着，对皮肤有增白作用。方法是：将西瓜皮切成小块擦面和擦手，1～2 分钟换一块，连擦 5～6 块，每天一次。西瓜瓤能营养滋润皮肤，经常食用，可使皮肤变得白嫩柔细。

黄瓜

黄瓜是最理想的美容材料之一，具有清洁皮肤、舒展皱纹和使肌肤变得细嫩、滑润的作用，经常食用，可以使暗沉的皮肤变得光洁白嫩。将新鲜黄瓜洗净切成薄片,贴在面部雀斑或黄褐斑上,1 ~ 2 分钟后更换一次,也可美白。将黄瓜瓤挖出来挤汁敷于患处,有消除面部斑痕之功。用黄瓜蒂头在眼睛周围及双侧面颊处由下而上、由里而外轻轻按摩,每天坚持,能洁白皮肤,增强皮肤弹性,减少皱纹。用黄瓜汁擦脸,日用三次,也可美白。将黄瓜汁放入容器中加适量面粉搅成糊状,涂敷于面部,保持 15 ~ 20 分钟后再用清水洗去,每周 1 ~ 2 次,可减少皮肤皱纹,增强皮肤弹性。

草莓

草莓是水果中所含肌肤营养素较为丰富的水果,用草莓敷面美容,能收到令人满意的效果。方法是:把草莓压汁后涂于面部或手臂皮肤,保持 10 分钟后用水洗净。也可以将草莓、梨和杏各适量压碎后与奶粉调和敷面,具有增加皮肤弹性、白净肌肤的效果,非常适宜油性皮肤。

芦荟

芦荟含有几十种活性成分,具有抗病毒、修复损伤皮肤、增加细胞活力的功能,还能消除皮肤表面的污物、尘垢和病菌。另外,芦荟对紫外线的广谱吸收,以及在皮肤表面形成的透气屏障,能有效阻止阳光对皮肤的伤害。

樱桃

酸甜爽口的樱桃色泽光洁,自古以来就是美容果。樱桃汁有助面部皮肤嫩白红润、去皱清斑,故近年不少美白产品都加入樱桃成分。樱桃含铁极其丰富,每百克鲜果肉中铁含量是同量山楂的 13 倍,苹果的 20 倍,含铁量为各种水果之首。

铁是血红蛋白的原料,而妇女又以阴血为本,因此樱桃除能美肤红颜外,还有助治疗孕妇、乳母贫血及月经过多、崩漏等多种妇科病症。樱桃除了含铁量高之外,还含有平衡肾上腺皮脂分泌、延缓老化的维生素 A,活化细胞的维生素 B_2、维生素 C,经常食用,除具美容功效外,更有食疗保健作用,有助于脾虚腹泻、肾虚腰腿疼痛等的治疗。

樱桃由内到外都是妇科良药。将冰糖适量溶化，加入银耳 50 克煮 10 分钟左右，然后加入樱桃 30 克、桂花适量煮沸后饮用，有补气、养血，嫩白皮肤的功效。

木瓜

木瓜中的乳状液汁，含有一种被称为“木瓜酵素”的蛋白质分解酶，它跟胃蛋白酶和胰蛋白酶一样，能够分解蛋白质，尤其是肉类蛋白。饭后吃木瓜，可以帮助消化，有辅助治疗肠胃炎、消化不良的效果。

除了帮助消化的功能外，木瓜酵素还有分解并去除肌肤表面的老化角质的作用，因此，常被应用在化妆品中。木瓜还富含 β 胡萝卜素，这是一种天然的抗氧化剂，能有效对抗全身细胞的氧化，破坏使人体加速衰老的自由基。所以，常吃木瓜还有美容护肤、延缓衰老的功效。

爱心TIPS

西瓜皮是不可多得的美容佳品。可将干净的西瓜皮切成 0.2 厘米厚薄的薄片，用瓜皮片轻轻按摩脸部肌肤，可起到舒缓、镇静、补水的功效。

夏日防治雀斑的妙招

夏季，太阳光的紫外线会增强很多倍，因此夏季是很多日晒型皮肤病的高发期，比如年轻人最不愿意看到的雀斑。雀斑是一种发生在面部的皮肤损害，褐色或浅褐色呈斑点状或芝麻状的小斑点。最多发的部位是双颊和鼻梁，也可泛发至整个面部甚至颈部，是影响面部美观的最为常见的皮肤问题之一。夏季，要防治雀斑可按下面这几点要求去做：

防日晒

盛夏出行时应合理安排外出时间，尽量避免在早上 10 时至下午 4 时之间出门，因为这段时间阳光中的紫外线对人体肌肤的“杀伤力”最强。如必须外出也要注意遮阳如涂用防晒霜，用遮阳伞或帽，穿着棉、麻、丝类的织物等。

药物治疗雀斑

少量轻度的雀斑可在局部涂用3%的氢醌霜、曲酸霜治疗。病损较大的可用液氮冷冻、电离子治疗及化学剥脱来治疗，或用皮肤磨削术来治疗，但要掌握药物的剂量及治疗的深度，避免疤痕的形成及色素的加重。

配合局部治疗的同时，可服用六味地黄丸及逍遥丸，来从根本上治疗。

饮食调养

平时可经常食用含维生素C较多的食品，如核桃、西瓜、蜂蜜、大枣、韭菜、冬瓜、西红柿等。含维生素E较多的食品也应经常食用，如胡萝卜、茄子、菜籽油、鸡肝等。下面介绍几种常用的治疗雀斑的食疗方法：

◎ 柠檬汁加奶。油性或中性皮肤的人，定期用柠檬汁加牛奶来洗脸，能除油，增白皮肤。

◎ 胡萝卜。2匙胡萝卜汁加20滴柠檬汁搅拌涂于脸部，20～30分钟后洗掉，再涂护肤霜。

◎ 柠檬和黄瓜。脸洗净后，抹上几层柠檬汁和黄瓜汁，保持40～50分钟，然后洗掉，再涂护肤霜，增白效果明显。

◎ 绿叶面膜。绿叶面膜是将香芹菜的绿叶切成碎末，同一杯酸奶混合，放2～3小时后敷面。一天2～3次。

◎ 西红柿汁。在一只西红柿所压榨的汁液中加入一匙甘油。一天至少1次用这种液体洗脸10分钟，然后把脸洗干净，干性皮肤可涂点护肤霜。长期使用这种液体，雀斑会变得暗淡，以至完全消失。

◎ 蒲公英花水。在一丛蒲公英花中倒入一杯开水，冷却后过滤，所得液体倒入瓶里。每日早晚用蒲公英水洗雀斑。

◎ 萝卜和西红柿片。将脸洗净，涂护肤霜，然后在脸上放几块西红柿和萝卜片，30分钟后再用凉牛奶洗脸。

夏日肌肤美白三要素

夏日肌肤变黑的“凶手”

紫外线是导致肌肤衰老的“元凶”之一，虽然它在阳光中只占6%的比例，但对肌肤的影响却非常大。紫外线的照射会减少肌肤内的水分，同时还会刺激肌肤角质的生长和堆积，从而加剧肌肤角质的干燥，使肌肤变得粗糙、并产生细纹。长期被紫外线照射会造成肌肤深层损害，从而产生皱纹，这种现象叫做“光老化”。因此，保护肌肤免受紫外线辐射对于防止皱纹的出现是有重要作用的。

紫外线的强度因纬度及海拔高低、季节变化和每日时间不同而不同。在中国的大部分地区，7 月份的紫外线强度比 1 月份高两倍，因此，在这个时节肌肤也更易衰老，更易出现皱纹。色斑为什么更容易在夏天产生？这是因为当肌肤暴露于紫外线中，肌肤中的角化细胞产生含有更多黑色素的角质素来吸收紫外线。正常情况下，黑色素会被新陈代谢，并在自我更新过程中脱落，但如果黑色素积聚的速度快于脱落的速度，色素将会沉着并形成“点”，就是我们所谓的“色斑”。

夏天，严重的紫外线暴晒，更容易促进黑色素的积聚，并保留在表皮中，成为永久的黑色，尤其在眼下及颊骨周围区域。因为这是面部最凸出的部位，比其他部位受到的紫外线照射更多，也更容易形成斑点和色素沉淀，所以我们的眼周肌肤在夏季需要更多的呵护。

爱心TIPS

肌肤要保持美白，一定要保证充足的睡眠。睡眠可有效缓解生活压力，增强肌肤弹性。为了肌肤美白，还可以多听听音乐，音乐也是肌肤美白的好帮手。

夏季健康要做好饮食方案

夏季饮食原则

进入夏季，人们常会出现食欲不振、脾胃功能弱、身体消瘦的现象。这是夏季暑热兼湿，出汗较多，肤腠开泄，再加上人们在这种天气中喜欢吃生冷寒凉的食物，导致伤及脾胃的缘故。那么，要想在夏季吃得好，吃出健康，应该坚持怎样的饮食原则呢？

饮食清淡

夏天气温高，出汗多，饮水多，胃酸易被冲淡，消化液分泌相对减少，消化功能减弱致使食欲不振。夏季天气炎热，人们贪吃生冷食物易造成胃肠功能紊乱，或因食物不清洁易导致胃肠不适，以及食物中毒。因此，夏季饮食应清淡而又能开胃，这样才能达到养生保健的目的。如果过食肥甘油腻大补之物，则容易导致困胃伤脾，影响营养的消化吸收，有损健康。夏季饮食宜多选择绿豆、白扁豆、西瓜、荔枝、莲子、荞麦、大枣、猪肚、猪肉、牛肉、牛肚、鸡肉、鸭肉、鹅肉、鸽肉、鹌鹑肉、鲫鱼、甲鱼、蜂乳、蜂蜜、牛乳、豆浆、甘蔗、梨等。

饮食适量

《黄帝内经》这样记载：“饮食有节……故能形与神俱，而尽终其天年，度百岁乃去。”食物本来是营养人体的，但是如果饮食不节制，就会适得其反，伤害人体的正气。所以一定要节制饮食，三餐规律，饮食有节，这样才能使形体与精神相一致，颐养天年。

饮食适量，除了要防止暴饮暴食之外，还要注意三餐的时间及食量的分配。早饭宜7点左右吃，午饭宜12点左右吃，晚饭宜18点左右吃，而且要“早吃好，午吃饱，晚吃少”。

饮食搭配合理

夏季暑热，肠胃功能受其影响而减弱，此时在饮食方面要调配好，才有助于脾胃功能的增强。细粮与粗粮要搭配吃，一个星期可吃三餐粗粮。稀与干要适当安排，夏季以二稀一干为宜，早上吃面食、豆浆，中餐吃干饭，晚上吃粥。荤食与蔬菜配制要合理，夏天应以青菜、瓜类、豆类等蔬菜为主，辅以荤食。肉类以猪瘦肉、牛肉、鸭肉及鱼虾类为好。老人可以以鱼类为主，辅以猪瘦肉、牛肉、鸭肉等。

不能过食生冷食物

中医认为，夏天炎热，阳气宣发在外，阴气就被郁于体内。如果平日吃较多的生冷食物，极易造成体内寒湿，不容易被脾胃消化。尤其是老年人脾胃阳气已逐渐衰退，过食生冷会进一步伤及肾阳，导致腹泻等。儿童消化机能尚未充盈，在夏季又易感暑热湿邪，如常吃生冷食物尤其是冰激凌、饮料等这些糖分很高的食物，极易损伤脾胃功能，使孩子出现长期食欲不振、腹痛、大便异常等症状。如果不从饮食上进行纠正，听之任之，就会造成胃肠疾病，可能影响孩子一生的健康。

女性更不宜多吃生冷食物，这是因为女性有经、带、胎、产的特殊生理过程，容易气虚血亏。血的特性是喜温恶寒，所以女性更不能恣食生冷，尤其是经期、产后更要注意，过食生冷不仅伤害脾胃，更可能造成子宫寒症引起白带过多、痛经，甚至不孕。因此，女性在夏季吃生冷一定要节制。

注意饮食卫生

俗话说得好："饮水洁净，不得瘟疫。"夏季，潮热的气候特别适合细菌和病毒的滋生繁殖，再加上夏天人们喝水多，胃酸被稀释，消化道的防御功能减弱了，如果再不注意饮食卫生，就特别容易患肠炎、痢疾等消化道传染病。所以，养成良好的饮食卫生和个人卫生习惯是预防夏季肠道传染病的最有效的措施。不要买变质的食材，食物最好现做现吃，过夜食物要充分加热后再吃，生吃瓜果要清洗消毒。在做凉菜时，应加蒜泥和醋，既可调味，又能杀菌，还有增进食欲的作用。不要过食生冷，保持脾胃功能的强健。注意这些方面，就可以做到"正气存内，邪不可干"。

细菌性痢疾是夏季常见的肠道传染病之一。这是由于在炎热的夏季，胃肠功能易失调，对病菌的抵抗力下降，从而使痢疾杆菌在肠道中生存繁殖，并产生毒素导致的。菌痢的预防，要把好"病从口入"这一关，做到不吃腐烂变质及被苍蝇、蟑螂等蝇虫污染过的食物。坚持做到饭前便后洗手，生吃瓜果要用流水多清洗几遍，或削皮后再吃。在痢疾流行期间（或家中有人患菌痢），多食大蒜能够起到较好的预防效果。

> **爱心TIPS**
>
> 夏季吃完饭后，可以听听音乐，这有助于消化。著名医书《寿世保元》曾有"脾好音声，闻声即动而磨食"的记载。因此，吃完饭之后，我们不妨一边洗碗，一边听听音乐。

夏季时令性蔬果面面观

俗话说"药补不如食补"，特别是炎热的夏季，多吃一些时令蔬菜和水果比较好。要知道，时令蔬果不仅为人们提拱丰富的营养，而且还具有减肥、美容的效果。

夏季的时令蔬果有哪些呢？

生菜

生菜是夏季常吃的时令蔬菜之一，营养非常丰富。生菜富含水、蛋白质、碳水化合物、维生素及多种矿物质，而且还有莴苣素，经常食用，可起到镇痛、催眠、降低胆固醇、辅助治疗神经衰弱的作用。此外，生菜中还有甘露醇，可利尿、促进血液循环。最重要的是生菜中含有一种“干扰素诱生剂”的成分，可刺激人体正常细胞产生干扰素，从而产生“抗病毒蛋白”抑制病毒。

选购生菜时，宜选叶片肥厚、叶绿梗白、叶质新鲜，无蔫叶、干叶，无虫害、无病斑，大小适中的。

下面介绍几种生菜的吃法：

蚝油生菜

原料： 生菜 600 克、蚝油 30 克、蒜 2 粒。

调料： 植物油、胡椒面、酱油、白糖、料酒、盐、水淀粉、味精、香油各适量。

做法： 生菜择好，洗净；锅置火上，加入适量水、盐、糖、油烧沸，放入生菜焯一下，捞出，沥干水分，放入盘中备用；蒜去皮、洗净，切末备用。炒锅置火上，加入适量植物油，烧至五成热，放入蒜末翻炒，再加入蚝油、料酒、胡椒面、糖、味精、酱油、适量清水，烧开后用水淀粉勾芡，淋入香油出锅，浇在生菜上即可食用。

蒜茸生菜

原料： 生菜 300 克、大蒜 3 粒。

调料： 花生油、酱油、盐、味精各适量。

做法： 生菜择好，去老叶、黄叶，洗净；锅置火上，加入适量清水烧沸，放入生菜焯一下，马上捞出，沥干水分，装入盘中备用；蒜去皮，洗净，剁成末备用。炒锅置火上，加入适量花生油，烧至五成熟，加入蒜末翻炒几下，放入酱油、盐、味精及适量清水烧开，盛出，将调汁调入生菜内即可食用。

莴苣

莴苣(青笋)是夏季常食的新鲜蔬菜,主要食用叶及茎。莴苣味道清新且略带苦味,可刺激消化酶分泌,增进食欲。莴苣所含的乳状浆液,可促进人体分泌胃液、消化腺液、胆汁,具有增强各消化器官消化的功能;莴苣还含有钾,有利于平衡机体内的水电解质,可利尿通乳;莴苣还含有丰富的维生素及矿物质,经常食用,可强身健体。此外,莴苣所含有机化合物富含人体易吸收的铁,缺铁性贫血患者可以多吃些莴苣。莴苣还含有大量膳食纤维,经常食用可促进肠壁蠕动,有助于通便排泄,便秘患者可以多吃。

选购莴苣时,宜选择茎粗大,中下部稍粗或呈棒状,叶片距离较短,叶片长度约为30~35厘米,无黄叶,不发蔫的。莴苣可以凉拌,也可以烹炒。

凉拌莴苣丝

原料: 莴苣300克、金针菇100克、葱1根。

调料: 盐、鸡精各适量。

做法: 莴苣去皮,洗净,切细丝;金针菇洗净,葱去根须,洗净,切成末备用。锅置火上,加入适量清水,大火烧沸,放入莴苣丝焯熟,浸入冷水中;捞出沥干水分,装入盘中;金针菇放入开水中焯熟,浸入冷水中,捞出沥干水分,放入装有莴苣丝的盘中,加入适量盐、鸡精及葱末,搅拌均匀即可食用。

清炒莴苣丝

原料: 莴苣400克、葱1根、姜2片。

调料: 植物油、盐、鸡精各适量。

做法: 莴苣去皮,洗净,切丝备用;葱去根须,洗净,切末;姜洗净,切末备用。锅置火上,加入适量植物油,烧至六成热,加入葱末、姜末爆香,再加入莴丝翻炒熟,放入盐、鸡精,再翻炒几下即可出锅食用。

丝瓜

丝瓜是夏季常吃蔬菜之一，营养丰富，味道鲜美。丝瓜含有蛋白质、脂肪、碳水化合物、钙、磷、铁及维生素 B_1、维生素 C 等营养物质，还含有皂甙、植物黏液、木糖胶等特殊物质。经常食用丝瓜，可抗坏血病、健脑美容、抗病毒、抗过敏。选购丝瓜时，要选择皮色鲜绿、大小适中，表面有细皱并附有白色绒状物，无外伤的。丝瓜是夏季常见的保健食物，经常食用，有益健康。丝瓜可以烹吃、煮汤吃，但不可以生吃。

丝瓜虾米汤

原料：丝瓜 200 克（1 根）、虾米 10 克。

调料：植物油、香油、盐各适量。

做法：丝瓜去皮，用清水洗净，切成薄片备用；虾米洗净，沥干水分备用。锅置火上，烧热后加入适量植物油，放入丝瓜片煸炒片刻，加适量盐、水煮沸；再加入虾米，小火煮两分钟，淋入香油即可食用。

芙蓉丝瓜

原料：丝瓜 1 根、鸡蛋 1 个、姜 1 片。

调料：植物油、盐、水淀粉各适量。

做法：丝瓜去皮、洗净，切成块备用，鸡蛋打入碗中，搅匀，加入适量盐、水淀粉后再拌匀；姜洗净，切丝备用；锅置火上，加入适量油，烧至六成热，加入蛋液，炒成蛋花盛出，装入盘中备用；再将锅置火上，加入适量油，烧热后，放入姜丝爆香，再放入丝瓜翻炒至熟，加入盐调味，再放入炒好的鸡蛋同炒，加入水淀粉勾芡，炒匀即可食用。

黄瓜

黄瓜是人们经常食用的蔬菜，具有清热、利水、解毒的功效，可生吃、凉拌、炒食、入汤、包馅等，是夏季的时令佳肴。黄瓜营养丰富，含有葫芦素 C，可提高人体免疫功能，经常食用有抗肿瘤的功能；黄瓜还含有丰富的维生素E，经常食用可延年益寿、抗衰老；黄瓜所独有的黄瓜酶具有较强的生物活性，可增强机体的新陈代谢；黄瓜中的丙氨酸、精氨酸及谷胺酰胺可防酒精中毒；黄瓜中的葡萄糖甙、果糖等不参与人体内的糖代谢，不影响体内血糖指数，因此糖尿病人可以多吃黄瓜；黄瓜中的丙醇二酸，可抑制糖类物质转变为脂肪。此外，黄瓜中的纤维素对促进人体肠道内腐败物质的排除，以及降低胆固醇有一定作用，能强身健体。选购黄瓜时，以色泽翠绿、肉质鲜嫩、清脆爽口、清香甘甜、长短适中为宜。

蒜泥黄瓜

原料： 黄瓜250克、蒜5粒。

调料： 盐、酱油、辣椒油、味精、香油各适量。

做法： 黄瓜洗净，切成上厚下薄的滚刀块；用盐拌匀，腌入味，沥干水分备用；蒜去皮，洗净，切成末备用。将用盐腌渍好的黄瓜片与酱油、辣椒油、味精、香油、蒜末拌匀即可食用。

紫菜黄瓜汤

原料： 紫菜15克、黄瓜150克、海米25克。

调料： 盐、酱油、香油各适量。

做法： 将黄瓜、紫菜洗净，切成菱形片状备用；海米洗净备用。锅置火上，加入适量清水大火烧沸，放入黄瓜片、海米，再加入盐、酱油，烧沸后再放入紫菜，淋上香油，撒入味精，即可食用。

西红柿

西红柿，学名番茄，西红柿含有的营养成分非常多，如番茄红素、糖、维生素A、B族维生素、维生素C、维生素D以及有机酸和酶等，其中维生素C的含量为苹果的3～4倍，维生素P含量更是居蔬菜之首。西红柿还含有一种抗癌、抗衰老的物质——谷胱甘肽，能使体内某些种类细胞推迟衰老，降低癌症的患病概率。西红柿含有对心血管有保护作用的矿物质和维生素，能减少心脏病的发作。番茄红素具有独特的抗氧化能力，能清除自由基，保护细胞，阻止癌变进程。西红柿性味甘酸微寒，有生津止渴、健胃消食、凉血平肝、清热解毒、降低血压之功效，对高血压、肾脏病人有良好的辅助治疗作用。多吃西红柿可抗衰老，保持皮肤白皙；对防治动脉硬化、高血压和冠心病也有帮助。

西红柿炒鸡蛋

材料：西红柿 2 个、鸡蛋 2 个、葱 1 根、姜 2 片。

调料：盐、糖、鸡精各适量。

做法：西红柿洗净，切块备用；鸡蛋打入碗中，打散备用；葱去根须，洗净，切葱花；姜洗净，切丝备用。锅置火上，加入适量油，烧至五成热，放入鸡蛋翻炒至熟，盛出；利用炒鸡蛋的余油放葱姜炝锅，放入西红柿翻炒至出汤，加入炒好的鸡蛋，调入盐、糖味，出锅时加入鸡精调味即可食用。

吃对饮食巧防晒

夏日阳光给人们带来活力的同时，也让人们陷入了紫外线伤害的怪圈中。许多爱美的人士为了美白，从上到下全副武装——遮阳伞、太阳镜、防晒霜，但依然阻挡不了皮肤被晒黑的命运。专家指出，美白并不仅仅是外在防晒，还有内在调养，只有“两手”都要硬，才能真正达到美白。

内在调养防晒，主要是通过饮食调节。夏季防晒，应多吃下面这五类食物：

第一类：富含维生素 C 的水果

对肌肤而言，维生素 C 是永远的美肤圣品。研究表明，维生素 C 具有防止肌肤氧化的功能，可帮助肌肤抵御紫外线的侵害，抑制黑斑、雀斑的产生，还能强化肌肤以应对日光伤害。因此，富含维生素C的食物是内养皮肤的首选食物。夏季可食用的富含维生素C的食物主要有：番石榴、红椒、黄椒、西红柿、青花菜、草莓、芥蓝菜花、猕猴桃等。

第二类：坚果类食物

坚果类食物主要包括腰果、核桃、榛子、花生等。此类食物中所含的不饱和脂肪酸能由内而外地软化皮肤，具有保湿功能，可防止皱纹的生成；同时坚果还含有"抗老素"之称的维生素E，维生素E不仅能帮助皮肤抗氧化，而且还能消除伤害皮肤细胞的自由基。不过，坚果类食物也含有高油脂，如果吃得过多，易致胖，而且过多的油脂还会破坏维生素E的抗氧化作用。因此，吃坚果类食物，一定要适量，注意过犹而不及。

第三类：豆类及豆制品类食物

大豆中的异黄酮素是一种植物性雌激素，可以代替女性荷尔蒙的一部分作用，帮助对抗老化，对抗氧化等，是女性皮肤维持光泽细嫩不可缺少的一类食物。

第四类：谷类

老话说"吃得愈粗，皮肤愈细"，谷类含有大量维生素B及E，是帮皮肤增强抵抗力及复原能力的重要营养素。

> **爱心TIPS**
>
> 红色、橘黄色蔬果及深绿色叶菜，如胡萝卜、芒果、西红柿、木瓜、空心菜等，都含有大量胡萝卜素及其他植物化学物质，有助于抗氧化，增强皮肤抵抗力。要想皮肤美白，这些蔬果也应多吃。

第五类：绿茶

茶类里含有茶多酚，是一种强力抗氧化剂。有研究指出，它比传统维生素A、维生素C、维生素E的抗氧化能力还高。喝绿茶或是使用含绿茶成分的保养品，可以让因日晒导致皮肤晒伤、松弛和粗糙的过氧化物减少约

1/3。一般健康人喝茶养生，每天 2～4 杯较合适，也可将不同类的茶换着喝。

夏天，防晒是人人必做的功课，在做足了皮肤防晒工作的同时，切勿在吃的问题上毁了防晒的功夫。

水果解暑小心吃

夏天并不是什么水果吃了都好，要分清哪些是容易上火的水果，哪些是解热的水果。

寒凉水果解燥热

夏天的水果多属于寒凉性的，比如梨、苹果和各种瓜类。一般来说，热性体质的人夏天代谢旺盛，交感神经占优势，出汗多，经常脸色通红、口干舌燥，易烦躁、便秘，夏天特别喜欢吃凉东西。所以，热体质人群可以适当多吃一些寒凉性的水果。

但是，寒性水果不能多吃，否则会对身体有害。比如，苹果味道甘甜，具有止泻、通便、助消化的作用，经常吃可以使肌肤白嫩。但由于其中含有丰富的糖类和钾盐，食用过多有损心、肾健康，因此，像冠心病、心肌梗塞、肾炎及糖尿病患者都不能多食，而中气不足、精神疲劳的人倒可以当做滋补水果多吃一点。而像梨、柑橘、柚子等水果，虽具有止咳、化痰、润肺、助消化的作用，但多吃后容易造成肠胃紊乱，还能导致牙痛、痔疮，甚至皮肤黄斑。因此，有胃病、胃寒的人最好少吃。

气虚、脾虚的人在选择西瓜、香瓜、芒果、梨和香蕉这几种冷性的水果时要特别谨慎，最好不要吃。气虚，一般是指中气不足、力气弱的人或孩童，这些人一般脸色比较苍白，体格瘦小，吃不下饭；而脾虚，是说消化系统比较差，肠蠕动慢，而越吃寒冷的水果，越会降低肠胃蠕动能力，使肌肉无力，吃多了还会因为消化不良而导致腹胀。因此，肠胃功能不好的老人和孩子，不太适合吃寒凉水果。如果真的很想吃，可以在午饭后、晚饭前少吃一点，不可过量。

夏日寒凉水果有香瓜、西瓜、梨、香蕉、奇异果、芒果、柿子、荸荠、甜瓜、柚子等。

温热水果补虚寒

虽说夏天寒凉性水果比较多，但像荔枝、桂圆、杏等属于温热性的水果，也是相当受人们欢迎的。对于虚寒体质的人来说，气虚脾虚，基础代谢率低，体内产生的热量少，四肢即便在夏天也是冷的。相较而言，这类人群的面色比常人白，而且很少口渴，也不喜欢接触凉的东西，包括进空调房间。所以，这些人多吃些温热的水果无疑是补身佳品。不过，一般人大热天吃太多温热的水果很容易上火。比如，荔枝中含有降糖成分，多吃会出现低糖反应。而且荔枝适宜虚寒体质，如果你是易上火的就不要吃了。对于热性体质的人，由于本身就精力充沛、晚上不易入眠，再加上代谢率偏高，所以更不能吃温热水果。另外，正在发烧或某器官正在发炎的孩子也尽量避免食用。夏日温热水果有：荔枝、桃、龙眼、番石榴、樱桃、椰子、榴莲、杏等。

> **爱心TIPS**
>
> 炎炎夏日，许多人喜欢用果汁解暑。其实，专家指出果汁的功效是建立在与其相对应的水果上的，如果果汁中没有太多的水果成分，其解暑功效也就非常少了。

夏季来点“苦”食

随着炎热夏季的到来，许多人都出现了“苦夏”的现象，食欲不振、浑身无力，严重的甚至还会出现腹胀、心悸、出汗、失眠、多梦等症状。要缓解这种“苦夏”现象，不妨多吃些苦味食物。这些食物包括苦瓜、苦菜、苦笋、莲子、百合、可可、啤酒等。

苦味食物的夏季保健价值

苦味食物含有较高氨基酸及维生素、生物碱、微量元素等，营养丰富，同时有抗菌消炎、增进食欲的作用。

咖啡、茶叶、巧克力、啤酒等苦味食品中含有一定的可可碱和咖啡因，能提神醒脑，消除大脑疲劳。

某些苦味食物还是能杀死癌细胞的维生素 B_{17}的重要来源，因而具有防癌抗癌的作用。

苦味食物大多有清热的作用，因此适合夏天食用，可解暑气。

苦味食物能够调节体内酸碱平衡，预防体内酸性过高，减少酸性体质发生率，并有效抗疲劳。

夏季苦味食物盘点

苦瓜。苦瓜有清热、除烦、解毒、清心、明目、益气、壮阳的作用，并富含多种营养成分，具有苦味食物所具备的一切优良特征，经常食用，能达到美容养颜、清热解暑、降低血糖、灭癌细胞等不同的保健效果。它甚至能对抑制艾滋病的扩散发挥一定的作用。

莴笋。有清热化痰、泻火解毒、利气宽胸的作用，对于咳嗽痰多、胸闷食少、乳汁不通、大小便不畅者都有疗效。儿童食用还能起到促进牙齿生长的作用。

丝瓜。丝瓜能通经络、清热化痰、凉血解毒。

芹菜。芹菜有清热利湿、平肝凉血的作用，对咳嗽、多痰、牙痛者有较好疗效，还能降低胆固醇和血压。

啤酒。啤酒素有液体面包的美誉，能助消化、滋补身体。它富含二氧化碳，进入人体内后会促进热量散发，因而有解暑作用。每天喝少量啤酒能起到健胃、散热、解渴、降压、止咳、利尿、镇静、消除疲劳、恢复精力的作用。

苦丁茶。苦丁茶能降血压、降血脂、清热解毒、减肥、防癌、防辐射，可帮助治疗咽炎、肥胖、急性肠胃炎等症。

杏仁。杏仁能止咳定喘、润肠通便，对于因伤风感冒引起的咳嗽、痰多有比较好的疗效。

◎ 茶叶。茶叶能抑制细菌和病毒，同时能抑制多种致癌物质进入人体内，具有抗氧化能力，能降血脂、防血栓，预防心脑血管疾病。

食用苦味食物的注意事项

◎ 不是所有人都能吃"苦"。苦味食物多为寒凉食物，有清热泻火的作用，因此体质比较虚弱的人，不建议食用。比如老人和小孩子，就不宜多吃苦味食物，脾胃虚寒的人也不宜吃苦味食物。

◎ 苦味应多次吃而不是多量吃。多吃苦味食物的意思是经常吃，而不是一次性大量吃。过量吃苦味食物会引起腹部不适等胃肠道疾病。这是因为人对苦味的耐受能力不一样，对苦味耐受能力差的人，容易因为吃入太多苦物而产生中毒症状。

> ◎ 爱心TIPS
>
> 中医认为，夏季吃苦味食物要根据自己的体质而定。苦味食物均属寒凉，具有清热泻火、燥湿通便的功效，属于清泻类食物，因此体质较虚弱者不宜食用。

炎夏补水秘笈

夏季的补水工作不容忽视。作为饮食中最直接的补水方式，喝水可以说是人的一种本能，但它却并不是一个简单的话题，它的诸多注意事项与人们对它的认识误区，使得人们对于自己的这种本能越来越琢磨不透。尽管大家在夏天都因为炎热或口渴大量地喝水解渴，却仍然不能达到补水的要求，甚至还会增加一些其他的毛病。其实，这是因为不会喝水造成的。

夏季的补水误区

◎ 不到口渴不喝水。成年人感觉到口渴，是身体严重缺水时所发出的警告，此时身体各器官已经在缺水极限下运作，如果长期有口渴才喝水的习惯，就会使机体经常在缺水状态下勉强代谢，最易造成心脑血管疾病、尿路结石或感染、体内毒素堆积、大便干燥、腹胀、头晕、肤质变差、未老先衰等健康问题。

◎ 过量喝水。每次到了口渴再喝水，就会难以控制饮水量，经常是越喝越渴，肚子胀得快要爆了，还是渴得厉害。在这种时候，有必要喊停，尽管你还是口渴，先停下来，调整一下自己吧。作为人体的重要组成部分，水在人体中所占的比重是65%～70%。如果饮水量突然增多，使体内水量迅速上升，就会发生水中毒。如果在一次性大量饮水后，出现头昏、头痛、呕吐、乏力、视物不清、嗜睡、呼吸、心律减速、肌肉痛，甚至是昏迷、抽搐等程度不同的症状时，应该怀疑和水中毒有关。

◎ 注意水的质量。自来水不能生喝，自来水中含有氯气，氯气和一些物质相互作用，会成为导致膀胱癌、直肠癌的元凶之一。未烧开的水不能喝，其原因是和生水接近。沸水要在煮开后继续沸腾三分钟，这时的水无菌、无氯气、无其他有害物质，最安全营养。但是，沸腾时间超过三分钟的水，又不宜饮用了。

凉开水无疑是公认的补水饮品，人们在把水烧好后，会在常温下搁置一段时间，让其自然降温后随时饮用。但需要注意的是，水自烧开后离开火源，直到产生有害物质的时间间隔是24小时，搁置超过24小时的水，已经又重新生出了有害物质，不能再饮用了。

◎ 以饮料作为主饮品。用饮料补水虽味道好，但含有较多糖精和电解质，会对胃肠产生不良刺激，影响食欲，造成消化不良。

有些小孩子喜欢喝碳酸饮料，家长放任孩子的喜好，不加以管制，这类孩子患龋齿和营养不良的可能性比较大。这是由于孩子的胃容量有限，喝太多含有大量糖分的甜味饮料，会影响正常进食，使孩子无法从正常的进餐中得到营养，从而导致营养不良。不仅如此，长期喝碳酸饮料还会增加孩子的胃肠负担，引起消化功能紊乱，其中所含的饮料和防腐剂还会影响大脑发育，多动症的出现与这个问题不无关系。

◎ 喝冰水补水。嗜食低温食物危害很多，因此喝冰水的习惯并不可取。特别值得指出的是，小孩子的自我约束能力差，家长不能让孩子喝太多冰水，以免影响其健康。

夏季应该怎样补水

◎ 养成随时喝水的习惯。定出每天喝水的次数与时间，使之形成规律性，让身体也逐渐适应这种补水的规律。使身体随时处于水量充足状态，一天下来没有口渴感，就证明你的补水工作做得不错。

一般来讲，每天喝水的量最少要达到 1 000 毫升，必要时要达到 2 000 毫升。至少要保证：早上起床、刷牙洗脸后，喝一杯凉白开；上午的时候喝一杯水，到午饭前再喝一杯，下午还要喝一杯水，晚上睡觉前一小时左右最后喝一杯。需要注意的是，餐前喝水，不代表喝完水就立刻就餐，可以相隔一段时间，以便水分充分进入全身各细胞组织，起到增食欲、助消化、促吸收的作用。

◎ 喝水时加点盐。夏季，人体大量出汗后进行补水时，最好加一点盐。这是因为随人体以汗液的形式消耗的水分中同样有盐分的存在，大量出汗使人体丢失的除了水还有盐，只补水不补盐会造成肌肉抽搐、疼痛或痉挛等水中毒现象。因此，喝水时加点盐，可以有效预防水中毒。

◎ 即使口渴也不要过量喝水。口渴后过量喝水会导致水中毒，因此要养成定时定量喝水的习惯，每天多次、每次少量饮水。尤其需要注意的是，在饭前饭后不能喝过量的水，以免冲淡胃液，影响消化功能。

◎ 常以饮品换换口味。白开水虽有营养，但现代年轻人却因其淡而无

> ◎ **爱心TIPS**
>
> 上班一族常常会因工作忙碌疏忽了饮水，在此特意提醒各位朋友，切勿以“常去厕所误了正事”为由而避免喝水。否则，长此下去，膀胱和肾都会受损害，容易引起腰酸背痛。

味，不喜欢将其作为主饮品饮用，其实，这是不对的。不过，年轻人喜欢更换口味的要求也并不过分，平时可以偶尔喝些果汁、饮料等饮品。但要切记，果汁要新鲜、少放糖，饮料不要过于冰冻，以免伤害消化功能。要坚决杜绝小孩子以饮料代水的习惯。此外，绿茶也是不错的饮料，它有生津止渴、提神清心、解毒消炎、利尿消食、降脂、降胆固醇、抗衰老、防癌等许多作用，对于各个年龄段的人都是保健佳品，尤其适用于办公一族和中老年人，当需要换换口味时，不妨多选择绿茶。需要注意的是要以淡茶为主，不要喝浓茶。

- 水温不宜过高或过低。过热或过冷的食物都会刺激胃黏膜，长期饮用过热的水，会破坏食道黏膜，诱发食道癌，而冷水易引起胃肠不适或腹泻，因此饮用水水温应以10～30℃为宜。

- 看尿色判断缺水量。正常尿液为淡黄色，身体缺水时尿色深，饮水过量时尿色浅。

夏季如何保证饮食卫生

夏季是胃肠道疾病高发的季节。夏季，有害菌繁殖速度达到顶峰，随食物进入人体后，会导致食物中毒，引发胃肠道疾病。所谓"病从口入"，为从最大程度上减少这种情况的发生，就要把好"入口"关，做好夏季的饮食卫生工作。

保证正规的食物采购或采集渠道

采购食物必须到大型商场、市场或正规的生产企业。选购包装食品时，要注意外包装的标签、产地标识、厂名厂址标识、生产日期、保质期、合格证是否齐全，不要购买"三无"产品，不要购买过期食品，不要购买有胀袋、颜色变化的产品。

购买蔬果要确保新鲜、无变质，尤其是绿叶蔬菜。

购买熟食时，要注意其经营环境是否卫生，有无防蝇防尘设施，存放容器是否卫生。

购买生肉类产品时，要检查是否有经过检疫的标志。

购买调味品时，要注意包装物正规，标识完整清晰，以免购买到假冒工业用品。

不要采集、采购、采食不认识的蘑菇、野菜、野果。

不要购买无证摊贩出售的食品。

保证加工过程的卫生

清洗时要先浸泡半小时左右，建议用淘米水洗菜，这样能有效清除残留农药。

烹调食品要充分烧透，做好后两小时内食用。吃剩的食物要放在冰箱中保存，重新食用时要经过充分的高温加热。

不吃生鲜鱼、虾、蟹、蛙或水生植物，必须对其进行彻底的加热再食用。肉禽和水产品也必须进行充分的高温消毒。

不吃死亡的鱼、虾、蟹、蛙等水产品。

不用盛过生食的器皿盛放可以直接入口的食品。

吃没有包装物的熟食之前必须进行高温消毒。

拌制凉菜时要注意：在制作前将手清洗干净，选择新鲜蔬菜并进行彻底清洗，豆芽、圆白菜一类的蔬菜最好能在开水中略焯一下。炊具专用，适当加些醋，现吃现做，不要放置时间太长，剩菜不宜再食用。

搞好厨房卫生。厨房用具应该生熟分开，并定期用“沸水＋日晒”的方法进行消毒，使用前应该进行清洗。厨房使用的抹布必须每天消毒并晾干，所有厨房用具不能裸露摆放，充分做好防污染工作。

> **爱心TIPS**
>
> 夏季含水量较多的蔬果或热带水果尽量买多少吃多少，不要大量保存。用冰箱保存时最好要放在冷藏室抽屉中，并应尽量缩短保存时间，否则会发生变黑、变软、变味的现象。

保证食物保存过程的卫生

蔬果的可食部分如果有破损，不

宜保存，应立即食用，以免破损部位在保存过程中产生亚硝酸盐等有害物质。

吃不完的饭菜无论是否过夜都必须放置在冰箱中保存，不宜在常温下保存剩饭菜。

家用冷冻、冷藏设备要定期进行清洁。

保证盛放食物的器皿卫生，保存时应分别包好保鲜膜，不宜裸存，更不宜生熟混放。

生鲜肉、禽、水产要保存在冰冻条件中。

日常食品在冷藏状态下保存时间不宜超过三天。

超过保质期限的食物应丢弃。

夏季防病不要放松

夏日健康先要健心

夏季是心脏病患者最难过的季节，稍不注意，心脏病就有可能发作。因此，夏日要拥有健康，先要做好心脏的保健工作。

夏季易发心脏病的六因素

炎炎夏季，心脏病患者为什么特别容易发病呢？研究已经证实，当外界气温超过33℃时，人体的新陈代谢就会显著加快，这将严重影响人体的血液循环系统。

◎ 炎热天气会加重心脏负担。气温升高后，人体皮下血管会发生扩张现象，皮肤中的血流量会比平时增加3～5倍，回到心脏的血流量也会明显增多，这势必会加重心脏的负担。

◎ 炎热天气会加重心脏工作量。人体内的交感神经在高温状态下会较平时兴奋，心率也会加快，这种反应可引起冠状动脉收缩，从而加重心脏的工作量。

◎ 炎热天气增加血液黏稠度。夏天出汗多，人体水分通过汗液大量蒸发，血液黏稠度升高，达到一定程度时，可出现血凝倾向，导致缺血或心脑血管堵塞，严重时可引起心肌梗死或脑卒中。

◎ 炎热天气易产生不良情绪。闷热的天气，人的情绪容易烦躁。医学研究表明，高温下心情长时间烦闷，容易产生紧张、抑郁情绪，随着症状的加重，其引发的猝死、心梗等心血管病的概率也会逐渐上升。

◎ 炎热天气导致不良睡眠。夏夜天气燥热，而且昼长夜短，人们往往得不到很好的睡眠，而休息不好是心脑血管疾病复发的重要诱因之一。

◎ 夏季易缺氧。空气中湿度增高，含氧量降低，容易导致缺氧。患有高血压、冠心病或脑动脉硬化的人，心脑血管都有不同程度的狭窄，当空气中的氧气含量充足，活动适量，又服用了有效的血管扩张剂时，病人可能不会有什么不适的感觉，但在天气湿闷时就不一样了。在湿闷的空气中，水的含量明显增加，而氧气的含量则明显下降。此时，即使服用的药物品种、剂量没改变，甚至活动量和平时没有区别，也常常会感到胸闷、气短、头晕，严重时就会诱发急性心肌梗死和脑血栓。

慎过夏季的四类心脏病患者

夏季来临时，下面这四类心脏病患者需要特别提防：

◎ 冠心病。高血脂、吸烟、肥胖等原因，可导致冠状动脉发生粥样硬化，粥样硬化斑块堆积在冠脉内膜上，久而久之，使冠状动脉管严重狭窄甚至阻塞，从而导致心肌所需的血液、氧气大大减少，就导致了冠心病。闷热天气会加剧冠状动脉硬化病人心肌缺血、缺氧的程度，致使部分心肌细胞损伤或坏死。

◎ 风心病。即风湿性心脏病。慢性期主要形成主动脉瓣、二尖瓣、三尖瓣、瓣膜狭窄和(或)关闭不全等。多数患者为女性，半数患者无风湿热史，但多有反复链菌扁桃体炎或咽喉炎史。湿热的环境会加剧病情。

◎ 肺心病。即肺原性心脏病，为肺、肺血管或胸腔疾病引起肺循环阻力增高而导致的心脏病。闷热天气会导致呼吸不畅、心脏难受，加重病情。

◎ 高血压性心脏病。夏季高温、闷热天气使动脉血压持久增高，将使心室压力负荷过重,心室舒缓功能低下,从而导致高血压心脏病复发。

保持心脏健康小措施

◎ 多喝水少吃冷饮。无心肾功能障碍时,夏天每日应饮用 8～10 杯温开水或茶水。另外中风和心脏病容易在清晨发生,有研究认为与夜间缺水有关。所以,半夜醒来时应适量进点水,降低血液稠度,预防血栓形成。

◎ 饮食清淡,红黄绿白黑搭配好。红指西红柿,黄指胡萝卜,绿指绿叶菜,白指燕麦粉、脱脂奶粉等,黑指黑木耳、黑芝麻。将膳食中的盐,包括所有食物中的钠折合成盐,减少到每日平均摄入 4～6 克。增加含钾、钙丰富的新鲜蔬菜、水果及豆类制品。增加禽类及鱼类等含蛋白质丰富且含脂肪较低的动物性食物。每天饮牛奶 250 克,吃鸡蛋每周不超过 4 个。限制饮酒或最好不饮白酒,每日饮酒量不超过 20 克。

◎"魔鬼时间"慎起居。一天 24 小时中,70% ～80% 的心脑血管病猝发都在上午4～10 时,因而这段时间被医学家比喻为好发心脑血管病的"魔鬼时间"。这期间,服药、饮水要早(醒来时服一次药,喝一杯水),锻炼要少(避开这段时间),以免发生危险。午睡小憩,猝发危险减三成。只要有 30 分钟的午睡,就可使心肌梗塞的发病和死亡危险减少 30%。不过,午睡应在餐后半小时进行。

◎ 严格按要求服药。必须严格按照医生的要求服用常规治疗药物,不能擅自增减用药。晚上睡前服用小剂量阿司匹林,可以防止血小板的聚集,防止血栓形成。高危人群可以服用心脑细胞保护物质,如果糖二磷酸钠口服剂型福达平胶囊,可让心脑细胞在氧气供应不足的情况下也能通过"无

◎ 爱心TIPS

进入夏季后,依然要坚持锻炼身体,不过运动量不宜过大、过于剧烈,应以运动后少许出汗为宜。运动量过大、出汗过多易损伤心脏。

氧代谢”的特殊方式获取能量，避免心脑细胞因缺氧而损伤和死亡，同时能提高红细胞的携氧能力，降低血黏度，减少血栓的形成，可有效缓解胸闷、心慌、气短、胸痛、头晕无力等现象。

◎ 控制情绪少烦恼。夏日，心火旺盛，中医提醒人们要控制情绪，减少紧张，少生心事烦事，尤其是减少思虑那些迟延不决、处理繁杂、涉及众多人际关系的烦心事，以免心火气盛，诱发心脑疾病。专家建议，夏日一天至少洗一次澡，这样做既消暑，又会带来好心情。

夏日谨防空调病

进入夏季后，白天烈阳如火，夜里燥热难挡，于是许多人迷恋上了空调，无论是在办公室还是在家中，整日都生活在空调的环境中。然而，空调吹多了，极易吹出“空调病”。

医学上并没有明确定义“空调病”（“空调适应不全综合征”或“冷房病”），只是将因空调使用不当而使人体产生的不适或疾病称为“空调病”。

炎炎夏日，人们应该怎样预防“空调病”，保证自己的健康呢？要预防“空调病”，应做到以下几点：

睡觉开窗，少开空调

大家都知道，人们在开空调时，通常都会关上门窗，这样居室与外界几乎隔绝，室内的氧气会不断被消耗，而二氧化碳浓度却不断升高，室内空气会变得越来越污浊。人长期处在这种环境中，大脑就会出现缺氧，从而患上“空调病”，其症状主要表现为头晕、发热、盗汗、身体发虚等。当人们出现这种症状后，最好去医院让医生诊治一下，不要误认为是感冒。

有的人为了预防“空调病”，喜欢盖上被子再吹空调。其实，这样只能防冻却不能防病。要知道人在睡眠状态时新陈代谢会放慢，病菌更易侵入，冷空气会沿呼吸道进入人体，人醒后就会出现口鼻发干、头痛的症状，严重者还会出现打喷嚏、流鼻涕的症状，甚至还会患上严重的呼吸道疾病。因此，睡眠时不宜开空调，最好能打开门窗，让空气自然流通，并盖薄被。

早上喝姜汤预防“空调病”

生姜可发汗解表、温胃止呕、解毒，常在空调房内的人群早上不妨喝点姜汤，这样可有效预防“空调病”。早上是吃姜的最好时机。这是因为有的人整晚都会吹空调，空调房内的寒气会加重体内寒凉，喝姜汤能驱散体内的寒气，帮助身体出汗，使身体有效排毒。由于空调房内外温差较大，会引起人体胃肠功能紊乱，病菌极易入侵，出现呕吐、腹痛、腹泻等胃肠系统疾病。姜性温，可温胃健脾。上班族们可在早上起床后或者临上班前喝 2 ~ 3 滴姜汁，可有效防治腹痛、腹泻等胃肠系统疾病。

保持室内外温差不超过 7℃

要想预防“空调病”，室内外温差不超过 7℃。研究已证实，如果室内外温差较大，极易使人体体温调节功能失调，更易感冒、中暑。所以室内的空调不是调得越低越好。此外，满身大汗时，进入空调房前要先换掉湿衣，擦干汗水，不要直接立于空调风口直吹。房内即使开空调，也要经常开窗换气，保持空气流通；空调温度不宜调得太低，一般在 24 ~ 26℃ 为宜。

> **爱心TIPS**
>
> 要预防空调病，应多喝水，不吃过热、过冷、辛辣刺激食物，要戒烟、酒，不饮浓茶；此外，还要每天坚持1 ~ 2 小时在自然环境中活动，适当出出汗。

保持空调清洁

在使用空调前，一定先清洗干净空调过滤网上的积尘，再用消毒液将过滤网浸泡消毒；如果条件允许，使用空调前可用吸尘器对室内风机除尘。每天开空调前宜先开窗通风 20 分钟，第一次使用空调前一定要延长通风时间，以保证完全散发掉空调里面积存的细菌、霉菌和螨虫。室内不宜长时间开空调，开空调时，不宜在房间吸烟。空调运转时，千万不要对着它喷洒杀虫剂或挥发性液体。

夏日防治皮肤病是重点

调查研究显示，夏季是各类皮肤病发病的高峰期，因天气而引发的各类夏季皮肤病占到医院皮肤科门诊量的60%以上。夏季，人们为什么易得皮肤病呢？原来夏季气候多变，有时阳光直射，有时大雨倾盆、空气潮湿，皮肤会受到暴晒、蚊虫叮咬、潮湿等多重考验，极易患上皮肤病。而且由于天气炎热，人体易出汗，皮肤极易被细菌感染；那些体质较胖或有糖尿病、贫血等抵抗力较差的人也易发生皮肤病变。

夏季易发哪些皮肤病？我们又该如何应对呢？

粉刺（痤疮）

粉刺(痤疮)是常见的皮肤病，又叫青春痘，在夏季极易发生。这主要与夏季阳光强烈，很多人都选择涂抹防晒霜有关。此外，夏季吃了过于油腻和辛辣的食物后，也会促使粉刺发生。

汗斑

这是由一种呈卵圆形糠秕状的孢子菌感染皮肤角层所引起的病，一般夏天比较明显。皮疹为淡褐色斑，大小不一，表面有少许细屑，时间较久则呈浅白色，夏天出汗时可呈淡红色，微痒。

脚癣及股癣

脚部因脚趾间湿润，最宜繁殖真菌，尤其是在夏天。足癣和股癣是由真菌感染而引起的皮肤病，由于真菌喜好温暖和潮湿的环境，因此，常在夏季加重。足癣表现为足趾间脱皮、浸渍糜烂，或足侧缘出现水疱，可有瘙痒，也可不痒，如不治疗，皮疹可逐渐向外扩大。股癣表现为大腿内侧、臀裂部的环状红斑脱屑，呈离心性扩大，周围常可见小丘疹，自觉瘙痒或疼痛。无论是足癣还是股癣，都有一定传染性，因此，应避免共用卫生用具如毛巾、拖鞋等，勤换鞋袜、内裤。

痱子

痱子是夏天里在孩子身上比较多见的一种皮肤病。痱子一般分布在人汗腺比较发达的地方，如脑门、脖子、前胸等部位。

防止痱子的发生应该注意室内环境的通风降温，避免环境过湿，温度过高；衣着应宽大，勤换衣服，可减少出汗且利于汗液蒸发；尽量保持皮肤干燥，用干毛巾擦汗，肥胖者、婴儿及产妇应勤洗浴，但不能用冷水，揩干后可敷痱子粉。治疗可用清凉、收敛止痒药物。若发生脓痱，要到医院就诊。

过敏性荨麻疹

夏季由于喜欢直接对着空调、风扇吹风，易造成对皮肤的刺激，而且，皮肤对霉菌、螨虫等也易出现过敏，所以夏季皮肤科门诊中过敏性荨麻疹的患者也不少，他们的症状主要是皮肤出现红斑、风团，感到瘙痒。过敏性荨麻疹除与皮肤刺激、霉菌、螨虫有关外，还与蚊虫叮咬有关，如臭虫、跳蚤、虱、螨、蚊等昆虫叮咬皮肤后注入唾液，诱发的过敏反应。皮疹为绿豆至花生米大小略带纺锤形的红色风团样损害，顶端常有小水疱，有的为半球形隆起的紧张性大水疱。皮疹多发于躯干、四肢，可成片或散在，瘙痒明显。

预防此病应尽量少到草丛、树荫下或潮湿、蚊虫多的地方，室内可熏蚊香。发生皮疹后可外用含有激素的各种软膏或霜剂，或选择适合的口服药物。但需注意的是，最好不用红花油等涂抹，因为这样可能会导致过敏，反而加重病情。

光敏性皮炎

光敏性皮炎是由于一些人对紫外线过敏所致，仅见于少数人。这些人通常在日晒后1～2天后发病。皮疹多发于面部、颈部和颈前“V”形区、手背及上肢，表现为小丘疹、小水疱，自觉瘙痒，严重时非光照部位也可起皮疹，不疼痛，瘙痒明显，消失很慢。如不积极治疗，可形成慢性光敏性皮肤病。

由于此病发作与过敏体质有关，因此要注意防光，每天的9点到下午5点最好不要外出，外出时必须做好防晒措施。一旦发生皮疹，可外用含有激素的各种软膏或霜剂，也可请教医生选择适合的口服类药物。

过敏性皮肤病

这是由植物花粉及花粉螨虫引起的过敏性疾病，它可使过敏体质者呼吸道、眼部和皮肤出现过敏反应。主要表现为阵发性喷嚏、流清鼻涕和鼻塞、头痛、流泪等症状，状如感冒；皮肤可出现局部或全身性荨麻疹、颜面再发性皮炎、瘙痒等症状。

> **爱心TIPS**
>
> 要想夏日少得皮肤病，应该注意生活细节。特别是在游泳时，所穿衣物比较单薄，公共游泳场馆中的公用扶梯、公用水龙头以及池边的躺椅等卫生工作常被忽略，是皮肤疾病传染的重要途径，游泳时一定要注意。

防止过敏性皮肤病的发生，应尽量少吃高蛋白质、高热量的饮食，有过敏史的人尽量少去花草树木茂盛的地方；外出郊游时要穿长袖衣裤、鞋袜，并带脱敏药物。若遇皮肤发痒、全身发热、咳嗽、气急时，应迅速离开此地。如症状较轻，可口服脱敏药。一旦出现哮喘症状，应及时到医院诊治。

病毒性皮肤病

此类皮肤病包括水痘、风疹等。水痘起病较急，有发热、倦怠、食欲减退等全身症状。儿童是水痘的高发人群。风疹是一种由风疹病毒引起的通过呼吸道传播的急性传染病，人吸入病毒后经过2~3周的潜伏期后出现症状。

防止病毒性皮肤病，要少带孩子去公共场所。如果孩子患了水痘，发烧期在饮食上要注意清淡易消化；在护理上要保持皮肤的清洁卫生，皮肤瘙痒时，可涂些止痒药水，并要注意让孩子休息。预防风疹病毒的关键是减少与风疹病人的接触。如果孕妇接触了风疹患者，并在妊娠头3个月内确诊患了风疹，就要考虑人工流产。

夏季不可忽视胃肠道疾病

夏季是各类胃肠道疾病的高发期。引起各类胃肠疾病的主要原因是细菌、病毒、不洁食物、饮食不当等。夏季易发生哪些胃肠疾病？人们又该如何防治胃肠疾病呢？

夏季易发的胃肠疾病

夏季，极易发生两种胃肠疾病：

◎ 细菌性食物中毒。细菌性食物中毒是指进食的食物被细菌及其毒素污染而引起的急性感染中毒性疾病。常见病原菌有沙门氏菌、嗜盐菌、变形杆菌、大肠杆菌、葡萄球菌、肉毒杆菌等。细菌在肠道内大量繁殖，可引起急性感染，或释放出外毒素被肠道吸收，引起中毒反应。

此类胃肠疾病起病时间不一，胃肠炎多在3小时至1天内发病，过敏反应较快可在0.5～2小时内发生。胃肠炎患者主要症状为恶心、呕吐、腹痛、腹泻等，常伴有头晕、头痛、发热、乏力、肌肉酸痛等全身不适。治疗胃肠炎可适当选用有效抗生素，过敏反应则以抗组织胺药脱敏治疗为主。该病病程短，多在3日内即可恢复。

◎ 细菌性痢疾。细菌性痢疾简称菌痢，是由痢疾杆菌引起的急性肠道传染病，临床表现为急性发热等全身中毒症状与腹痛、腹泻及排脓血样大便。本病的病源是痢疾杆菌。痢疾杆菌对热、干燥、日光照射的抵抗力较弱，对寒冷、潮湿耐受力较强，一般消毒剂都能杀死。

此类患者可突然发热，并出现腹痛腹泻状，每日大便可数次至数十次，大便有脓血样，伴里急后重，全腹压痛，以下腹明显。病程可持续1～2周。

患病时饮食以清淡无刺激性的流食或半流质为宜。抗菌素治疗以喹诺酮类、呋喃类、氨基甙类、第三代头孢菌素类为主。病情较重者,可酌情加入氢化可的松、颠茄或阿托品综合治疗。

夏季预防胃肠疾病的措施

夏季预防胃肠疾病,可采取下面的措施:

◎ 注意饮食卫生。注意饮食卫生是保护肠胃的第一关。夏季气温高,剩饭剩菜容易被细菌污染,所以不宜吃隔夜菜。生吃瓜果时,应先洗净再削皮。做凉拌菜时,菜一定要洗净。用来切熟食的刀、砧板要和切生肉、生菜的分开。不吃无证小摊上的食品,以免发生食物中毒。

◎ 不过多食用冷食。入夏后,天气会越来越炎热,许多人过度依赖冰箱,贪吃冷饮,这也是影响人体消化系统健康、患上胃肠疾病的原因之一。冰箱给人们带来了许多方便,然而,它并不是万能的。有许多人都习惯于把冰箱视作“消毒箱”,甚至是食品的“保险箱”,于是在冰箱中长期储存大量食物,又不定期清洁冰箱。殊不知,食物在冰箱中保存时间越久,各类细菌尤其是大肠杆菌就会滋生得越多。取出食物不经高温加热就食用,细菌就会入侵胃肠,引发“冰箱性胃肠炎”。为了减少这种情况的发生,在冰箱中冷藏食物时要注意把温度控制在4℃以下,时间最好不要超过24小时。再次食用时一定要加热,一般超过70℃以上,细菌才能被杀灭,所以必须把菜肴烧熟烧透后再吃。

◎ 爱心TIPS

人们在烹制食物时,宜生、熟分开,生菜、生肉、生鱼虾、生蛋等,特别是动物的内脏,可能带有病菌,都要与熟食分开。已经烹调好的食品,不要再放回装过生食品的器皿内。

◎ 饮食要做到营养均衡。到了夏天,人们常会出现“苦夏”,出现食欲不振、全身乏力的症状。这是因为随着气温的升高,人体的神经会经常处于紧张状态,内分泌会产生一系列变化,各类分泌腺的功能受到了影响,就容易导致消化力减弱。因为觉得胃口不好，不少人忽略了定时进餐，有一顿没一顿，或者只吃蔬菜，不吃荤菜。这种做法不仅不利于胃肠道健康，容易引发胃炎及溃疡性疾病，而且饮食结构的失衡还会导致人体抵抗力的整体下降。在高温环境下，人体的代谢速度加快，体内的钠、钾等电解质流失较快，因此，夏季饮食更要注意营养的均衡。蛋白质的摄入不仅不可减少，还应酌量增加。要适当吃一些鱼类、瘦肉、鸡肉、蛋、奶制品等，还应多吃豆制品、新鲜蔬菜和瓜果。另外，高温季节尤其要注意补充维生素 B_1、B_2及维生素 C 和钙，以减少体内糖类和组织蛋白的消耗。

在保证营养均衡的前提下，还要注意烹饪方式的清淡，多吃容易消化的食物，少吃油炸、油煎食品。每餐不宜吃得过饱，尤其是老人和孩子的消化功能较弱，每餐吃到七八分饱即可。

对症处理夏季"高温病"

炎炎夏日，易发生中暑、空调病、皮肤病等高温病。除了上文介绍的疾病外，在此再介绍几种夏季常见病：

日射病

在烈日下活动或停留时间过长，由日光直接暴晒所致，但体温不一定升高，头部温度有时增高到 39℃以上，皮肤晒得又红又痛，有时会出现发烧、头痛症状。这时候应该注意水分的补充。

热痉挛

由于在高温环境中，身体大量出汗，体内盐分流失，使血钠过低，容易引起腿部甚至四肢及全身肌肉痉挛，肚子疼痛，全身汗流不停。此时可以在痉挛部位稍加按摩，如果没有出现呕吐现象，则可以补充水分。

热衰竭

汗流不停，但是身体发冷、皮肤发黏、脸色苍白、脉搏微弱。此时应赶快把病人抬到阴凉处，松开衣服，用冰毛巾冷敷。如果没有呕吐，可以补充水分。最好能够早点就医，让医生检查诊断。若体温特别高、皮肤干烫、脉搏又快又急、出现昏迷状况者，应立即送医院急救，切勿拖延。途中用冰毛巾冷敷，但不要让中暑的人喝水。

热感冒

天热出汗本来就消耗了大量能量，如果再苦了胃口，这抵抗力能不下降吗？如果这时贪图一时凉快，满头大汗再来个凉水澡，这热感冒可就不请自到了！致病因素主要是天热抵抗力下降，温差较大。要预防热感冒，忌受热后"快速冷却"，大汗淋漓归来后，最好先以风扇降温，待体温下降后再开空调。此外，还要多喝水。

热中风

热中风是老年人在夏季常得的疾病。研究表明，老年人体内的水分本来就比年轻人要少，在夏季身体就更容易"脱水"，脱水会使血液黏稠，这对于老年人来说无异于"火上浇油"，发生中风的概率自然要增高。夏季要预防热中风，不渴时也要经常喝水。家中有老人，一定要经常留意老年人的健康状况，如果老人出现头昏头痛、半身麻木酸软、频频打哈欠等现象，一定要引起警惕，这些症状有可能是中风的前兆，要及时去医院就诊。

爱心TIPS

电扇是夏季经常使用的电器之一，如果使用不当，会出现头痛、四肢酸痛、感冒发热等症状。在此提醒大家，在使用电风扇时，人不宜对着电风扇直吹，开电扇的时间也应适当控制。

"冷"过敏

酷暑要防热，更要防"冷"，不过，此时主要防的是冰凉的冰棍、汽水。一些过敏体质的孩子在大量运动后喜欢喝冰汽水，虽然痛快了，可不一会就会出现咳嗽、气喘等症状，这是因气管过敏引起的。因此运动后要先喝一些常温的白开水，尽量少吃或不吃冷饮。

情感障碍

炎热的天气不仅影响人的生理健康，对人心理情绪的影响也非常明显。在气温超过30℃、日照时间比较长的情况下，情感障碍的发生率就比较高。情感障碍常表现为烦躁不安、易怒，工作学习精力不集中，稍微有点小事就容易和他人发生口角。表面看好像是热天气伤了人们的感情，其实天热造成的“吃得少、睡不着、出汗多”才是伤害人们感情的直接原因。要预防情感障碍，每天要保证充足的睡眠时间，以保证充沛的精力。还要补充适当的盐分，补盐方法以饮用菜汤果汁为佳。

大话夏季运动

运动不要太猛

夏季是火热的季节,人们的运动热情也异常高涨。但如果运动方法不当,极易发生运动伤害。夏日运动过猛时,会造成哪些伤害呢?

运动过猛易导致中暑

如果在剧烈运动后出现体温升高、头痛、恶心、呕吐、身体颤抖等症状时,一定要引起注意,因为这极有可能是运动中暑症状。运动中暑可能会引起肾衰竭或造成血管内凝血,因此,一定要格外注意。如果体温升高,但精神正常,就是轻度中暑,要及时降温,同时补充水分。如果体温持续升高,而且精神也出现萎靡,应立即就医。运动中暑是因运动剧烈导致体内温急剧升高引起的,所以夏季运动一定要注意控制好运动时间及运动量,运动要缓慢进行,当身体逐渐适应天气后,再适当加大运动量。一定不要在烈日下长时间运动。

运动剧烈易脱水

运动完后往往会大汗淋漓,体内大量水分都随汗液排出,易出现头晕、恶心、四肢酸软等脱水反应。此时如不能及时补充水分,有否则可能给身体造成意想不到的伤害。当然，运动后也不能马上饮水，否则会加重心脏负担。最好方法是运动前1～2小时补充足够的水，然后在运动结束后15分钟左右开始补水，可有效减少运动后脱水情况。

运动过猛易扭伤脚踝

如果运动特别激烈，极易扭伤脚踝。如果在运动过程中扭伤脚踝，应马上停止运动，不要再活动已受伤的关节，否则会加重关节的伤害。如果有条件的话，可用毛巾装些冰块，敷在受伤的地方，每敷15分钟后休息5分钟，冰敷1～2小时后，再用弹性绷带包住受伤的关节。以后每天还应将受伤的部位抬高，以避免发生肿胀。

运动过猛易造成手指挫伤

手指挫伤主要是接球时的动作不正确，或断球时手指过于紧张、伸直所致。手指刚挫伤的时候，医学上称为急症期，应马上用冷水或冰块对伤处冷敷半小时左右，这样可使毛细血管收缩，减轻水肿。一般急症期会持续24小时，其间每隔一段时间冷敷一次，大约要敷2～3次。急症期后，可以用一些活血化淤的药物如红花油、云南白药喷剂等擦拭患处，并轻轻揉按。急症期内不可用此类药物揉按患处，否则会加速血液循环，导致肿胀加剧。另外，如果手指尚未痊愈但还要继续运动时，一定要用胶布或创可贴之类的包扎用品对患处进行固定，以免再次受伤。如果手指伤势很严重，最好在简单处理后到医院进行治疗。

运动过猛易发生肌肉痉挛

肌肉发生痉挛现象，俗称抽筋，多因肌肉突然剧烈地收缩，或是脑神经组织刺激而发生非意志收缩引起的。引起痉挛的原因很多，主要原因是肌肉用力过度、血液中盐分流失过多、局

爱心TIPS

在运动过程中，发生肌肉痉挛现象后，如常用方法无效，应马上开始热疗，用热水袋、热毛巾、热水浴或任何一种电热疗法都行。

部温度变化太大等。比如没有经过充分热身便跳到冷水中游泳，就会出现肌肉抽筋的情形。经常发生的部位有手指、手掌、小臂、脚趾、小腿、大腿等部位。

手指痉挛可以先握紧拳头，然后用力伸张，迅速动作数次直至复原为止。手掌痉挛，首先握住双手使手指交叉，反转掌心向外，用力伸张后弯，多次运动后即可复原。脚趾痉挛，要将腿伸直，用发生痉挛的脚趾抵住另一只脚的脚跟，用脚跟尽力压迫脚，使脚掌尽量向后弯。大腿痉挛，使腿屈于腹前，用双手抱住小腿，用力内收数次，然后将腿伸直，如此反复多次。

夏日运动讲究“轻”

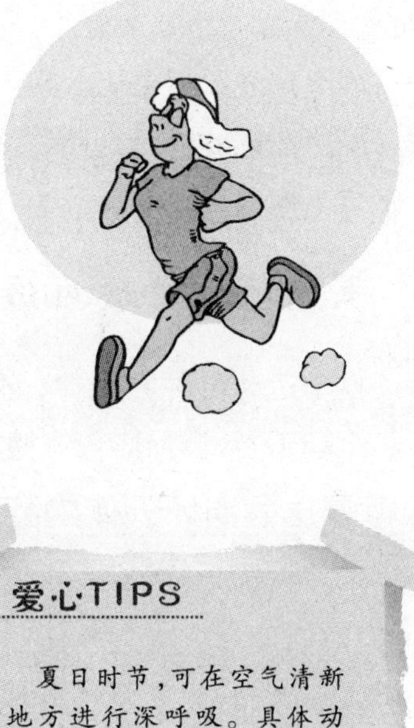

所谓“轻运动”，就是体能消耗少、技术要求低、时间要求松的运动方式。炎热的夏季，人们应选择适合自己的“轻运动”方式，避免因为过度运动对身体造成伤害。那么，夏日时，人们应该进行哪些“轻运动”呢？

步行与上下楼梯运动

只要时间控制在1小时内，没有让身体感觉过度疲惫，都属于健康养生的“轻运动”。除此以外，练瑜伽、扭秧歌、跳交谊舞也是不错的“轻运动”。上下班的时候，可以不乘坐交通工具，而是采取步行，就是一种简单而方便的“轻运动”方式。

> **爱心TIPS**
>
> 夏日时节，可在空气清新的地方进行深呼吸。具体动作是闭目直立，尽全力呼出肺部所有的气体，然后缓慢吸气，令其充满你的腹部、胸廓和肩膀，随后正常呼吸并睁开双眼。如此持续3次、6次或9次都可以。

上、下楼梯也是夏季比较适合的锻炼健身方式。根据个人的体力，尽量加大上、下楼的步伐，使全身受到功能性的锻炼。在热天、雨天，楼道也能成为很好的锻炼场所。

游泳

游泳也是夏日的一项“轻运动”，不过游泳一定要讲究方法。游泳时间应该安排在早晨6时、下午5时、晚8时等时间段，每次游泳不要超过2小时，每周可以游2～5次。夏季早晨的水温较低，入水前要充分用冷水擦身，使身体适应冷水的刺激，以防止抽筋等意外的发生。很多人喜欢在夜晚游泳，但最好不要超过晚上10时，否则会造成神经过度兴奋而失眠。

散步

散步速度要慢，一般多在晚饭以后进行，这样有助于消化、吸收与睡眠。循序渐进的步行走路，要保证适当运动量，以不感到疲劳为宜，并且做到坚持不懈。

夏日运动要防内伤

夏季运动要讲究规律，必须适当、适量，而且运动前还要做好充分准备。运动不当，会损坏人体健康，甚至使人发生“内伤”。

骤行骤止会损坏人体内脏

不少人认为，冬季运动需要做好热身准备，是因为天气寒冷、肌肉僵硬的缘故；而夏季天气炎热，所以不需要做热身运动，就能直接进行锻炼。专家则告诫人们：夏季人体内外的温度虽然都较高，但肌肉筋骨却没有达到运动的要求，不仅不能立即运动，而且也不能在运动后立即停止。原来，人在运动时，血液多集中在肢体肌肉中，而且血液循环非常快，如果突然停止运动的话，肢体中大量的血液就会淤积在静脉中，造成心脏、大脑供血不足，因此，人就会出现头晕、恶心、呕吐、休克等缺氧症状。

运动停止后马上进入“凉环境”易造成内脏失调

夏季，许多人喜欢在剧烈运动后，马上钻进空调房“乘凉”或狂饮冰冻饮料，去除运动后的燥热。但这样做，无异于“饮鸩止渴”。运动后，马上大量喝水，会降低血液中的盐量，再加上人体出汗，盐分流失加快，可使内脏受损，出现肌肉抽筋等症状。有的人大脑对突然降温反应剧烈，运动后立即乘凉可出现脑血压升高，使人产生头疼、呕吐、嗜睡、视觉模糊、心律缓慢等症状。因此，运动后，不宜马上进入“凉环境”，应采用“多次少饮”的饮水方法降温，待身体从炎热高温状态缓慢过渡到凉爽状态后，再进入空调房。

运动后用体温“烘衣”易引起风湿或关节炎

夏季运动往往出汗较多，空气中的细菌容易停留在衣服上，造成皮肤瘙痒等症状，及时更换衣服能有效避免这种情况的发生。有的人喜欢用体温“烘干”汗湿的衣服，这样做容易引起风湿或关节炎等疾病。年轻时可能不会表现出来，一旦上了年纪或体质衰弱的时候，就有可能发病。

运动后不补充营养易造成营养失调

夏季气温较高，运动会使新陈代谢加快，人体中的营养物质也易随着汗水流失。因此，专家们指出在盛夏酷暑的日子里运动健身，不仅要及时补充身体流失的水分，而且要适当补充各种矿物质和维生素，这样才能保持身体的平衡。

爱心TIPS

夏季进行运动，一定要注意选择合适的场所。清晨、傍晚和夜间是运动的最好时间，河湖水边、公园庭院、森林海边都是运动的好去处。

钠、钙、钾是锻炼中最容易流失的矿物质，锻炼者可以通过多吃一些水果和蔬菜来增加这些矿物质的摄入。这些物质在蔬菜水果中含量丰富。例如，香蕉、橘子等含有较丰富的钾元素，蘑菇、花椰菜、花生等含有较多的铬；锌在牛奶、羊肉等食物中含量较多；B族维生素在绿色蔬菜、海植物、薯类中含量丰富。这些物质进入人体后能够转化为氨基酸，直接参与身体能量生成，对运动能力的提高有很大帮助。

夏季运动后的保健之道

夏季运动后，一定要注意保健，否则极易伤害自己的健康。

运动后不宜马上停下来休息

剧烈运动时血液多集中在肢体肌肉中。肢体肌肉强力地收缩，会使大量的静脉血迅速回流给心脏，心脏再把有营养的动脉血送给全身，血液循环极快。如果剧烈运动刚一结束就停下来休息，肢体中大量的静脉血就会淤集在静脉中，心脏就会缺血。大脑也就会因心脏供血不足而出现头晕、恶心、呕吐、休克等缺氧症状。所以，剧烈运动刚结束时还应做些放松调整活动。如长跑之后逐渐改为慢跑，再走几步，揉揉腿，做几下深呼吸，这样能使快速的血液循环慢慢平稳下来，有利于肌肉中乳酸的清除，消除疲劳。

运动后不要马上喝大量的水

剧烈运动后，如果因口渴一次性大量喝水，会使血液中盐的含量快速降低。天热汗多，盐分更易丧失，易使细胞渗透压降低，导致钠代谢平衡失调，发生肌肉抽筋等现象。由于剧烈运动时胃肠血液少、功能差，对水的吸收能力弱，导致过多的水渗入到细胞和细胞间质中，从而引发一系列问题。脑组织是被固定在坚硬的颅骨内的，脑细胞肿胀会引起脑血压升高，使人出现头疼、呕吐、嗜睡、视觉模糊、心律缓慢等水中毒症状。一次性喝水过多，胃肠会出现不舒适胀满之感，若躺下休息，更会因挤压膈肌影响心肺活动。所以，剧烈运动后口虽渴，也不宜一次性喝水过多，应采用“多次少饮”的方法喝水。

> **爱心TIPS**
>
> 如今，练瑜珈已成为时髦，许多人都开始练瑜珈了。但专家指出，时髦运动并不是人人都可以练。如骨质疏松者，有神经性疾病的人，有高血压、心脏病的人等不适宜练习瑜珈，否则有可能加重病情，或致旧病复发。

运动后不应立刻进入“冷环境”

许多人在剧烈运动后，马上就进入“冷环境”，如用电风扇直接对着自己吹风，进入空调室或在阴凉风口处乘凉。这会带走身体很多热量，使皮肤温度下降过快，影响神经系统反射活动，会引起上呼吸道血管收缩，鼻纤毛摆动变慢，降低局部抗病能力等问题，此时寄生在呼吸道内的细菌病毒就会大量繁殖，极易引发伤风、感冒、气管炎等疾病。还有些人剧烈运动后立即就下水游泳或立即进行冷水浴，由于肢体温度和水的温度相差悬殊，也易引发小腿抽筋。因此，剧烈运动后应先擦干汗液，等不再出汗时，再进行游泳或冷水浴较为妥当。

运动后不宜马上喝凉啤酒

剧烈运动后，有人把啤酒当水大口大口地喝，这易使血液中尿酸急剧增加而导致痛风。

运动后不宜马上吃饭

剧烈运动时，由于血液多集中在肢体肌肉和呼吸系统等处，消化器官中血液相对较少，此时消化吸收能力差，后需要经过一段时间调整，消化功能才能逐渐恢复正常。剧烈运动后如果马上就吃饭，一般都吃不香，且对食物中营养吸收能力也差。因此，运动后不要马上吃饭。

第三篇

秋收：

金秋时节做好健康养护

秋季是丰收的季节，对人体健康而言，此时也进入了“养收”阶段。进入秋季后，人体的生理活动要适应自然界阴阳的变化，保养内守之阴气，以免秋天肃杀之气对健康产生不良影响。

秋季健康重在饮食之补

秋季饮食原则

秋季具有由热转寒、阳消阴长的气候特点，与之相适应的是秋季饮食应以润燥益气为中心，以健脾补肝清肺为主要内容，以清润甘酸为方法，寒凉调配要适宜。秋季饮食应符合下面这几个原则：

少辛增酸

秋天，人的肺气盛，而葱、姜、蒜、辣椒等辛辣食物会促使肺气进一步旺盛，过盛的肺气会入侵肝脏，使肝脏受到影响。因此，少吃辛辣食物，可以有效预防肺气过剩，适当多食一些酸味食物有利于保护肝脏。

但辛味食物并非绝对不能吃，芹菜等有辛香味的食物，还是要适当吃一点。因为秋季气燥，万物收敛，而人体内的湿气也会随之积蓄，吃些有辛味的食物，有助于湿气发散。

另外，在春天少吃酸味食物，有助于增强肝脏功能；而在肝脏功能受到肺气威胁的秋天，要常吃些广柑、山楂、新鲜蔬菜等酸味食物，以升发肝气。

滋阴润燥

秋季气燥，容易损耗人的津液，因此在秋季要注意多吃养阴清热、润燥止渴的食物，比如芝麻、核桃、糯米、蜂蜜、奶制品、甘蔗等。但这些食物偏凉，脾胃功能差的人应该先调理好脾胃才能吃。

◎ 不要吃得过凉。而且秋天天气转凉，人的生理代谢为适应这种变化，也发生了改变，凉寒食物不易消化，对脾胃不利。因此秋天要少吃凉性食物，尤其是凉性瓜果，以免导致脾胃消化不良，引发消化道疾病，损伤脾胃阳气。秋季饮食宜温，可多吃温性食物，适量吃些苹果、梨、葡萄、龙眼、柿子、柑橘等水果，有助于保护脾胃。

◎ 不吃辛辣。一年之中唯一不能多吃姜的季节就是秋季。姜属辛辣，多吃易使肺气过旺，加速人体失水和干燥，因此不能大量食用。

正确进补

所谓“春夏养阳，秋冬养阴”，秋季是进补的好季节，但是进补的方法要得当，不能急功近利，以免得不偿失。

◎ 不要突然大补。夏季气温高，多数人的胃口不如平时，日常饮食中也多瓜果、汤粥等易消化的食物，胃肠功能因疏于运用相对其他季节有所减弱。进入秋天后，如果立即忙于大补特补，食用大量大补之品，胃肠一时难以适应，营养也难以得到顺利的吸收，相反还会加重脾胃的负担，甚至损害消化功能，不仅浪费了诸多大补之品，还损害了健康。因此，秋季进补要以有利于消化吸收为原则，循序渐进地进行调补。

> ◎ 爱心TIPS
>
> 许多人喜欢用狗肉调理身体。其实，狗肉是冬季进补的佳品，并不适合秋天吃。秋季时，人们会受到秋燥的侵袭，表现出不同程度的皮肤干燥、便秘等症状，而狗肉具有温肾助阳、益气补虚的作用，此时吃狗肉可能会加重皮肤干燥、便秘等情况。因此，秋季不宜用狗肉调理身体。

◎ 注意营养平衡。多样化的食物能给人体提供全面的营养，秋季的人体调补一方面肩负着弥补夏季损失的任务，另一方面又肩负着为冬季储存能量的责任，因此更要注意营养的平衡摄入。

◎ 中药对症进补。秋季进补也可以求助于中药，对症选用一些中药进行调理，效果非常不错。比如由于胃阴虚，萎缩性胃炎和肺阴虚所导致的口渴咽干、咳嗽少痰、肺结核、冠心病、心绞痛等症，可以用新鲜肥玉竹煎汤煮粥食用。

不可不知的秋季饮食禁忌

中医认为，秋季是夏冬两季的过渡时期，气温由热向寒转变，养生也应从“养阳”转向“养阴”。此时人们要保持健康，饮食上应有所禁忌，不可胡吃乱喝。秋季饮食有哪些禁忌呢？

忌吃油腻、煎炸的食物

油腻煎炸的食物不易消化，会积聚在胃中，加重体内积滞的热气，不利于润燥，许多慢性呼吸系统疾病常在秋季复发或加重，就是因为这个原因。

忌吃水生植物

水生植物大部分在秋季成熟，但同时也是带最多囊蚴的时节，这时生吃水生植物易受其感染，导致肠黏膜发炎、出血、水肿、溃疡、腹泻、食欲不振，儿童脸部浮肿、发育迟滞、智力减退等现象，严重者甚至会因衰竭或虚脱导致死亡。

不按食物的安全期来吃

有些食物虽然有较好的养生作用，但在某些时间段里却不宜食用。如食物本身处于危险期，或我们的身体处于和某种食物特质相冲突的阶段时，要格外加以注意。下面介绍几种食物的安全期：

◎ 蜂蜜。蜂蜜有滋阴润肺的作用，但要注意在农历七月时不要吃蜂蜜，这是因为大多数有毒植物都在农历七月开花，蜜蜂采集了毒植物的花后，酿出的蜂蜜也会含毒。另外，购买蜂蜜要到正规商家购买正规厂家的产品，不要私自采集食用。

◎ 生姜。农历八九月份，正是秋冬养阴的补给期，应该多吃养阴润肺的食物。而生姜是辛辣食物，食用后易使人生秋燥，导致耗气伤神，所以最好不要吃。

◎ 瓜类。瓜类属于阴寒食物，吃多伤脾胃，因此秋天要少吃。

忌盲目控制饮食

秋季人易胖，有些怕胖的人为了控制体重，在秋季只吃瓜果蔬菜，不吃主食。这种做法不可取。无论任何季节，忽视主食进行减肥的行为都是极其不当的。人所需要的营养物质和能量储备是全面而均衡的，必须通过丰富的饮食来提供，主食更是不可缺少的营养来源。此外，常被减肥一族鄙视的肉类，也同样含有其他食物无法替代的、人体必需的营养元素。盲目改变饮食结构，对于身体有害无益。

进行错误的食物搭配

◎ 螃蟹＋柿子或茶水。柿子或茶水中均含有会使蟹肉蛋白凝固的物质，这些物质长时间留在肠道里不能消化，就会在肠道里发酵腐败，造成呕吐、腹痛、腹泻等反应。因此，吃螃蟹时不能吃柿子或喝茶水，吃过螃蟹后的一个小时之内，都不能接触这些食物。

◎ 大枣＋黄瓜或胡萝卜。大枣被称为"天然维生素丸"，而胡萝卜中含有抗坏血酸酵酶，黄瓜中含有维生素 C 分解酶，这两种物质都会破坏大枣中的维生素 C，使大枣的营养价值大大降低。

◎ 山楂＋猪肝。山楂含有丰富的维生素 C，而猪肝中含有丰富的铜、铁、锌等金属微量元素，维生素 C 遇到金属离子会加速氧化，从而降低山楂的营养价值。

忌盲目吃蟹

秋季正是蟹肥时，这个季节的螃蟹个大、体肥、味美，而且进入秋季，螃蟹会爬到岸上来，极易捕捉。因此，秋季便成为了吃蟹的最好时机。蟹虽好吃,但吃起来却有许多讲究。

蟹要洗净。蟹体内有大量细菌和污泥,如果不处理干净,这些病菌和污泥中的寄生虫就会被带至体内,使美味蟹变成杀手蟹,对人体健康产生极为不利的影响。

生蟹不可吃。不能生吃蟹,尤其是河蟹。河蟹是在江河湖泽的淤泥中长大的,它的主要食物是动物尸体或腐烂物质,它的全身内外都布满了细菌,生食易使这些细菌进入体内。因此在食用前,不但要洗净,还必须要蒸熟蒸透。

◎ 爱心TIPS

秋季的螃蟹最肥美,然而,需要注意的是螃蟹的一些器官有毒,比如蟹胃、蟹肠、蟹心、蟹腮等。因此在吃螃蟹之前,一定要将这部位清除干净,避免中毒。

死蟹不可吃。蟹死后,体内的细菌会大量繁殖,并迅速扩散到蟹肉中,分解蟹体内的氨基酸,产生大量组胺和类组胺物质,这些物质最易引起过敏性食物中毒,或使进食者呕吐、腹痛、腹泻。

适合秋季食用的减肥食物

秋高气爽,人们往往胃口大开,不知不觉之间,身体各处就堆积起了脂肪,这让很多人为之烦恼。健康专家却指出,秋季是最适合减肥的季节,人们只要吃对了食物,脂肪就不会轻易上身。秋季,人们吃哪些食物营养好而又吃不胖呢?

◎ 牛奶:秋季喝牛奶,既能满足人体所需的营养,又不长肉。牛奶富含乳清酸和钙质,既能抑制人体内的胆固醇沉积于动脉血管壁,又能抑制人体内胆固醇合成酶的活性,减少人体内胆固醇的生成。

◎ 紫菜：紫菜营养丰富，而且经常食用紫菜可减肥。原来紫菜含有丰富的维生素A、B_1及B_2，最重要的是紫菜还含有丰富的纤维素和矿物质，有助于人体排走体内的废物及水分，从而起到减脂肪的作用。

◎ 葡萄：葡萄是秋季的时令水果之一。葡萄中的白藜芦醇是一种能降低胆固醇的天然物质。科学研究已证明，白藜芦醇不仅能降低胆固醇，还能抑制血小板聚集，高脂血症患者不妨多吃葡萄。

◎ 南瓜：南瓜味甘性温，可补脾胃元气、暖体，还有润肺及利尿的功效。秋季食用南瓜既可养身又能减肥。烹制南瓜时，可将南瓜与虾仁、香菇、鸡肉等一起制作成南瓜饭或南瓜粥。

◎ 玉米：玉米是深受人们喜爱的食物之一，富含钙、磷、硒和卵磷脂、维生素E等，这些物质均可降低血清胆固醇。美洲的印第安人以玉米为主食，患高血压、冠心病的人就很少，已证明了这点。

◎ 苹果：苹果是人们非常喜欢吃的水果之一。苹果中的果胶、纤维素和维生素C有较好的降脂作用。

◎ 红豆：红豆是深受人们喜爱的粗粮之一。红豆中的石碱酸成分可增加人体大肠蠕动，促进排尿及减少便秘，有助于清除下身脂肪。

◎ 洋葱：洋葱是一种营养丰富的食物，它所含的前列腺素A，可舒张血管、降低血压；洋葱还含有稀丙基三硫化合物及少量硫氨基酸，除了降血脂外，还可预防动脉硬化。步入中年的人可多吃些洋葱。

◎ 香蕉：香蕉的脂肪含量很低，并且含有丰富的钾。吃香蕉既可饱肚又可减少脂肪在下身积聚，是减肥的理想食品。

◎ 香菇：香菇也是一种常见的减肥食物，它营养丰富，经常食用有助于降低人体血清胆固醇、甘油三酯及低密度脂蛋白水平。经常食用香菇，还可使体内高密度脂蛋白质有所增加。

◎ 羊肉：羊肉味甘性热，具有补中益气，利尿效果，是适合秋冬暖身保健的最好食物。

减秋燥的饮食

进入秋季，许多人往往出现口燥咽干、鼻焦口渴、皮肤干涩、大便燥结等“秋燥”现象。中医学认为，秋季天气逐渐变凉，雨水减少，气温下降，气候变得干燥，而这种秋季干燥最易伤害人体肺脏，因此不可轻视“秋燥”。

“秋燥”危害大

此处所说的“秋燥”并不单指某一种疾病，而统指秋季发生的以肺症状为主的感冒。现代医学认为，“秋燥”是一种因湿度过低，影响上呼吸道及口腔黏膜湿度，从而引起炎症的疾病。尽管不是严重的疾病，但一不注意，就有可能转为气管炎和支气管炎。

秋燥是外感六淫（六淫指风、寒、暑、湿、燥、火）的结果，最易伤肺。如果人体肺功能受抑，会造成组织氧化不足，使皮肤出现过敏症状。秋季凡是出现皮肤瘙痒、皮肤毛发枯萎等症时都要考虑到秋燥的原因。另外，在秋燥时，还常会发生大便燥结、便秘现象。

> **爱心TIPS**
>
> 水果也可以防“秋燥”，但秋季气候渐冷，水果不宜多食，否则会损伤脾胃阳气。防秋燥时，要注意主、副食的搭配及荤、素食品的搭配，要符合“秋冬养阴”的原则。

用饮食减秋燥

秋燥易伤津液，因此，减秋燥应以润燥滋阴为主。具有滋润作用的食物，主要有芝麻、核桃、糯米、蜂蜜、乳品、梨、甘蔗等。而葱、姜、蒜、韭等味辛的食物会耗伤阴血津液，从而加重口唇干燥的感觉，秋季最好少吃。

减“秋燥”食谱

四神素汤

材料：四神料 4 包、素肠 300 克。

调料：盐、味精、酒各适量。

做法：素肠用清水洗净，切段备用。四神料倒入碗中，加适量清水浸泡片刻。电锅插电，放入四神料及清水，焖煮 30 分钟，再放入素肠段及适量盐、味精及酒继续炖煮 20 分钟即可食用。

素三鲜贡丸汤

材料：芹菜 2 根、素贡丸 1 包、三鲜料 1 包。

调料：盐、味精各适量。

做法：贡丸清净，芹菜择好，洗净，切成末，三鲜料倒出备用。锅置火上，加入适量清水，放入素贡丸、三鲜料煮沸，加入适量盐、味精，撒入芹菜末梢煮至熟即可。

玉米清汤

材料：黄豆芽 100 克、甜玉米梗 2 条、红萝卜 1 根。

做法：将甜玉米去粒留梗，红萝卜切块，黄豆芽洗净；将全部材料用慢火熬煮 1 小时即可。

“贴秋膘”饮食

我国自古就有“贴秋膘”的说法。什么是“贴秋膘”呢？又该怎样“贴”呢？所谓“贴秋膘”是指人体在夏季因睡眠不良、出汗、食欲不振等问题出现消瘦时，进入秋季后要将原来失去的脂肪和肌肉，通过食疗方法把它补充起来。

进入秋季，人们该如何“贴秋膘”呢？

“贴秋膘”要因人而异

中医认为，“贴秋膘”应因人而异、因人而补。例如老年人，患有高血压、胃肠疾病的人群就不宜进行秋补，更不宜吃涮羊肉、鹿肉等益阳之品。如果要补，也要采取平补、慢补的方式。气血亏虚的人要“贴秋膘”，宜以五谷为主、五畜为辅，慢慢平补，从而拥有健康。年轻人“贴秋膘”更要讲究方法，如在秋季不宜大吃大喝，否则会将湿邪、热邪留在体内，长期下去健康容易出现问题等。

事实上，人体所需的营养都可从日常饮食中获得，不用刻意进补。不过，中医认为，秋季是生津养阴的最佳时节，最好能吃一些既营养丰富又不易让人发胖的食物，如豆芽、菠菜、胡萝卜、芹菜、小白菜、莴笋等蔬菜。

“贴秋膘”要注意人体内的酸碱平衡

研究已表明，正常人血液的 PH 应呈弱碱性，但如果人们总是吃肉等酸性食物，超过了人体的耐受程度，血液就有可能发生酸性偏移，患上高血压、高血脂、痛风、脂肪肝等疾病。因此，“贴秋膘”时也要注意人体内的酸碱平衡，最好以时令蔬菜、水果及豆制品、杏仁、栗子等碱性食物为主，这些食物可中和体内多余的酸性物质，使人体内的酸碱度保持平衡。

爱心TIPS

以前人们“贴秋膘”喜欢用大鱼大肉，现在人们生活水平已有很大提高，“贴秋膘”时则应多吃些根菜，如萝卜、山药、番薯、芏蓝和莲藕等，既营养又健康。

“贴秋膘”要把握好度

时至今日，人们的生活水平越来越高，饮食也越来越丰富，许多人更是因为摄入了过量脂肪而出现了营养过剩，肥胖者越来越多，患高脂血症、高血压及脂肪肝的人也越来越多。这类人群不必“贴秋膘”，否则，极有可能诱发或加重病情。那些平日以素食为主的人群适合“贴秋膘”，不过“贴秋膘”要“贴”得适度，要讲究饮食卫生和荤素搭配，不要暴饮暴食，以免损害自己的健康。

科学“贴秋膘”要多动

适度“贴秋膘”可帮助人们恢复体力，但如果人们吃得多，却动得少，极易造成秋后“发福”的情况。因此，“贴秋膘”的同时，还要根据自己的情况进行运动。

适合秋季食用的蔬菜

蔬菜是每天人们都必吃的食物，能为人体提拱多种营养。秋季应吃哪些时令蔬菜？又应该怎样吃呢？

豆芽

豆芽是人们喜欢的蔬菜之一，营养丰富，又具有药用价值。豆芽中的叶绿素可防治直肠癌，豆芽中的天门冬氨酸可减少机体中乳酸的堆积，有利于消除疲劳。秋季时，多吃些豆芽可缓解秋燥。

小白菜

小白菜，别名青菜、油白菜。在秋季时令蔬菜中，小白菜的钙含量和锌含量最高。孕妇及小孩、体弱者等对钙需求量较大者可多吃些小白菜。中医认为，小白菜性平，味甘，肺热咳嗽、便秘的患者宜多吃小白菜，而脾胃虚寒或是有腹泻症状的人，不宜多吃。小白菜吃法较多，需要指出的是，炒、熬时间不能过长，以免营养流失。

菠菜

菠菜中胡萝卜素的含量大大高于其他蔬菜，抗坏血酸虽低于辣椒却高于西红柿，所含的具有止血作用的维生素 K 是叶菜中最高的，秋季吃菠菜有防止口角溃疡、唇炎、舌炎、皮炎的作用。

芹菜

芹菜也是秋季的时令蔬菜之一。不过人们在吃芹菜时，往往只取茎，而丢弃叶，这种吃法不科学。科学研究发现，芹菜叶的维生素和矿物质含量都要高于芹菜茎。而且在秋季的蔬菜中，芹菜叶的维生素 E 和镁、锰、铜、磷四种矿物质含量均居首位。经常食用芹菜，有降血压的功效。同时，芹菜性凉，对因体热引发的“上火”症状者，也有好处。

爱心TIPS

胡萝卜和白萝卜都是秋季的时令蔬菜，但是二者不可搭配来吃。原来白萝卜富含维生素 C，而胡萝卜中含有较强的维生素 C 分解酵素，二者一起烹制，会破坏维生素 C。因此，胡萝卜与白萝卜不宜同吃。

胡萝卜

胡萝卜是秋季的时令蔬菜之一，以炖食最好，炒食为良。炖食能保持胡萝卜素 93% 以上，炒食也可保持胡萝卜素 80% 以上，而生食、凉拌，人体仅能吸收 10% 。

菜花

菜花营养丰富，含有蛋白质、脂肪、碳水化合物、食物纤维，以及维生素 A、B、C、E、P、U 和钙、磷、铁等矿物质。菜花质地细嫩，味甘鲜美，食后极易消化吸收，其嫩茎纤维，烹炒后柔嫩可口，适宜于中老年人、小孩和脾胃虚弱、消化功能不强者食用。中医认为，色白入肺，秋天是呼吸道感染疾患多发季节，洁白的菜花无疑是一种适时的保健蔬菜。

莴笋

莴笋中碘含量高，这对人体的基础代谢和体格发育会产生有利影响。莴笋叶的营养远远高于莴笋茎，秋季爱患咳嗽的人多吃莴笋叶可平咳。

饮食降服“秋老虎”

所谓“秋老虎”，是指立秋之后短期回热的天气。在“秋老虎”阶段，尽管昼夜温差变大，但白天依然很热。专家指出，要降服“秋老虎”，饮食可帮忙。

准备一些消暑类食物

许多人在夏季一过就将清热解暑的食物搬下餐桌。其实，这类食物不宜过早下餐桌，在“秋老虎”阶段也应准备一些。绿豆汤、莲子粥、薄荷粥等食物，具有防暑、敛汗、补液的功效，还能增进食欲，“秋老虎”阶段可适量多吃。此外，也不妨多吃些新鲜果蔬，这类食物营养丰富，既可满足人体所需的营养，又可补充因出汗而丢失的钾。不过，专家也指出，由于夏季高温对身体损耗较大，因此，进入秋季后，选择的食物也不宜过于寒凉，如西瓜、梨、黄瓜等食物，最好不要多吃，否则有可能伤及脾胃，不利于补虚。而且在准备消暑类食物时，也要注意饮食营养，不能为了追求清热解暑，而使饮食过于清淡。最适宜“秋老虎”的食物应是一些既清暑热又可补益的食物，这类食物有鸭肉、泥鳅、西洋参、鱼、瘦猪肉、海产品、豆制品等。

饮食除秋燥防“秋老虎”

燥是秋天的主气，秋燥之气最易伤肺，因此应慎防秋燥。要想通过饮食来达到防秋燥的目的，不妨每日多喝些白开水、冰糖水、清茶等，以滋润脏腑。此外，上文介绍的一些防秋燥的饮食，也不妨多吃一些。

饮食要多吃酸少食辛辣

中医认为，秋季宜养肺，因此宜多食酸，少食辛。这是因为辛味发散泻肺，酸味收敛肺气，秋季肺气宜收不宜散，因此葱、姜等辛味食物应该少吃，而酸味果蔬，如橘子、柠檬、猕猴桃和西红柿等可多吃。

在饮食上防“秋老虎”，还要注意烹饪方法，可多用煮粥、煲汤的方法。

炎热的天气会刺激人的肠胃，使其消化功能相对减弱，人体极易发生头重倦怠、食欲不振等不适，严重者还有可能中暑。为了自己的健康，此时不妨多喝点保健粥，如金银花粥、荷叶粥、莲藕粥等。

◎ 爱心TIPS

面对“秋老虎”，不可放松对寒凉的警觉。特别是在夜晚，可能上半夜还是闷热难当，但下半夜或凌晨就有可能转凉。因此，早晚要注意加衣，不要赤膊露体，以防受寒。

“秋老虎”的威力也很惊人，许多人会在这一时期大汗淋漓，这极大的损耗了体液。这时候不妨多喝些汤，这样既可及时补充水分，又有利于食物的消化吸收。山楂汤、绿豆酸梅汤、金银花汤、西瓜翠衣汤等具有解暑功效，应该多喝一些。

秋季正确吃水果

秋季是水果丰收的季节，梨、山楂、大枣、石榴、柿子、柑橘、柚子、芭蕉、甘蔗、猕猴桃……面对琳琅满目的水果，许多人都不知如何选择适合自己的水果。那么，在秋季人们应该怎样吃水果呢？

水果的营养

水果是植物的果实，所含营养非常丰富。大多数水果都含有高达 85% 的水分及 10% 的碳水化合物，水果中的碳水化合物主要是蔗糖、果糖、葡萄糖。除此之外，水果还是维生素 C、钙、铁、锌等各种矿物质的主要来源。水果食用方便，口味诱人，富含果胶、有机酸、芳香物质，可增加食欲。因此，饮食中不可忽略水果。

适合秋季吃的水果

秋季是水果成熟的季节，哪些水果在秋季吃比较好呢？

◉ 山楂。山楂富含钙，其中钙含量可达到 52 毫克/100 克，儿童和缺钙的人不妨在秋季饭后吃点山楂。山楂中的三萜类烯酸、黄酮类可降低血压和胆固醇，生山楂还可消脂减肥，肥胖者不妨每天吃上几粒。专家指出，吃山楂的最好方法是熟吃或泡茶吃。泡茶的具体方法是将山楂洗净，切片，用开水冲泡。除此之外，山楂还可入菜，如煮粥或做肉菜时，可放上5～8颗山楂，既能调味，又可保证人体吸收山楂的营养成分。

◎ 柚子。柚子也是秋季的时令水果之一，它是所有秋季水果中碳水化合物含量最少的，每100克柚子中仅含有碳水化合物9.5克。因此，肥胖者不妨多吃。不过，每人每天食用柚子的量最好别超过200克，而且身体虚寒的人不宜多吃。

◎ 柑橘。在所有秋季水果中，柑橘含有的维生素 B_1 最多。中医认为，柑橘可养阴、生津、助消化，有止咳、化痰的功效，适合肺部不适的人食用。由于秋季干燥，柑橘性热，吃多了易上火，所以每人每天吃1～2个最宜。专家指出，吃柑橘时，橘瓤外白色的筋络最好不要扯掉，橘络可通络化痰、顺气活血，对慢性支气管炎、冠心病等慢性疾病有治疗的作用。

◎ 鲜枣。鲜枣是秋季最好的时令水果之一。鲜枣富含多种营养素，如维生素C、钾、镁等。秋季经常吃鲜枣不但可预防高血压、冠心病和动脉硬化，还可防癌。不过气血两虚、脾胃功能不好的人不适合多吃枣，一天吃8～10个即可。痰多、大便秘结者也要慎食鲜枣，因枣性热，会助火生热，加重痰多、便秘等症状。

◎ 石榴。石榴是秋季的时令水果之一，富含膳食纤维，但它所含的膳食纤维是水溶性的，具有预防便秘，缓解腹泻的作用。而且肠道中的细菌还可利用这些膳食纤维进行发酵，产生B族维生素，维护机体健康。此外，石榴中的红石榴多酚和花青素能减少人体

◎ 爱心TIPS

石榴是秋季的时令水果之一，深受人们的喜爱，但你可能不知道石榴皮还有驱蚊功效。秋天，不妨将吃剩的石榴皮晒干泡澡，或洗干净后直接用新鲜的皮泡澡，蚊子就不会"叮"上你了。

内自由基造成的氧化损伤，有助于人体美白，延缓衰老。

◎ 板栗。秋季要想吃点补肾强骨的水果，那就非板栗莫属了。板栗含有全面的矿物质，如钾、镁、铁、锌、锰等，尤其是丰富的钾，非常适合高血压患者食用。而且栗子所含的不饱和脂肪酸和维生素也非常丰富，对冠心病、动脉硬化、骨质疏松等疾病有良好的治疗作用，是抗衰老、延年益寿的滋补水果之一。不过，板栗的热量较高，每次不宜多吃。

秋季养肺饮食

肺是人体进行气体交换的器官，主全身之气。中医认为，秋季五行属金，对应的器官为肺，因此，秋季养生的重点在于养肺。

秋季养肺的饮食方法

◎ 多吃养阴润燥的食物，解决鼻干咽涩的症状。菠菜、葡萄、枸杞、麦冬、山药、酸梅汤、百合、莲藕等多为养阴润燥的食物，秋季常吃，能够充分滋养敏感部位，有效保持呼吸湿润畅通，使鼻干咽涩的症状很快消失。此外，多喝水，使身体免受缺水困扰，对于解决鼻咽干涩的症状也有相当大的作用。桂圆、干荔枝、果仁等干果和大寒大热的药物此时不宜食用。

◎ 多吃梨养胃。秋季正是吃梨的好时候。梨中含有丰富的果糖、葡萄糖、苹果酸和有机酸，还含有丰富的营养元素，常吃可健胃润肺。梨是寒性食物，有化痰润肺、镇咳止喘、清心降火的作用。吃梨的方法很多，可以削皮后生吃，也可以去皮后蒸、煮熟，或与大枣、绿豆等熬汤，还可以将梨尾部切下后，掏出梨核，灌入蜂蜜，再将切下的尾部盖上，放在锅中隔水蒸熟。梨还能做梨脯、蒸梨酒，无论哪种吃法，都不会失去其原有的营养价值。

◎ 多吃营养丰富的食物。秋季可多吃蛋白质、维生素丰富的食物，以保护皮肤毛发。皮毛干燥是肺燥的明显表现，因为肺主皮毛。多吃奶、蛋、豆、肉、面等蛋白质丰富的食物，植物油等富含亚麻酸的食物，以及蔬菜水果等维生素丰富的食物，能够有效滋润肌肤、柔顺头发。

秋季易出现的季节性“肺”病症状

中医认为燥易伤肺，秋天因干燥而发的鼻咽干、口唇皲裂、口渴少津、干咳少痰等秋燥症状均是肺燥的表现。如果上述症状治疗不及时有可能导致气管炎和支气管炎，严重抑制肺功能的正常。机体由此出现的供氧不足，也会造成大便干结、皮肤干燥、毛发干枯等症状，又从另一方面表现出肺燥来。

秋季养肺食疗方

◎ 梨粥。将2只梨子洗净后连皮带核切碎，与100克粳米同煮成粥即可。

◎ 胡萝卜粥。将250克胡萝卜洗净切碎，与100克粳米同煮成粥即可。

◎ 菊花粥。将50克菊花煎水，煎好后去渣留汁，将100克粳米与菊花汁一起煮成粥即可。

◎ 芝麻粥。将50克芝麻炒熟后研成细粉，将100克粳米煮粥，粥熟后拌入芝麻粉即可。

◎ 栗子粥。将50克栗子肉和100克粳米同煮成粥即可。

◎ 银耳大米粥。将5克银耳泡发后与100克大米同煮成粥，食用时加少量蜂蜜调味即可。

◎ 莲藕大米粥。将10克莲藕洗净切碎，与50克大米同煮成粥，食用时加少量蜂蜜调味即可。

◎ 山药大米粥。将100克山药洗净切块后与50克大米同煮成粥即可。

◎ 大枣银耳粥。将银耳泡发后，与10枚大枣及50克粳米一同放在锅中，加水煮至粥熟，调入白糖或冰糖食用。

◎ 百合粥。将50克百合洗净后与60克粳米同煮成粥，食用时加少量白糖调味即可。

◎ 白木耳粥。将15克白木耳泡发洗净后与250克粳米同煮成粥即可。

◎ 百合汤。将百合洗净入锅，加入适量清水，大火烧沸后转小火煮烂，食用前加适量白糖调味即可。

◎ 南杏猪肺。把一只猪肺洗净，切成片状，继续在水下用手挤，洗去肺气管中的泡沫后放进砂锅，加入50克左右的甜杏仁，并加入适量清水，大火煮沸后转小火煲一小时左右，食用时加少量调味品调味即可。

◎ 沙参玉竹老鸭汤。将一只老鸭收拾好后洗净，放在砂锅内，加沙参和玉竹各50克左右，加适量清水，大火煮沸后转小火煲一小时左右，食用前加少量调味品调味即可。

◎ 毛肚血汤。将300克鸭血切片，入沸水中略氽后取出备用。锅内放油加热，加姜、蒜爆香后，放入重庆火锅底料烧开，加入鸭血、毛肚、黄喉、鳝鱼、午餐肉、黄豆芽、粉丝同煮，煮熟后即可。

◎ 火腿冬瓜汤。锅内放清水煮沸，加入冬瓜片和葱、姜、虾皮，煮十分钟后放入火腿片，继续煮两分钟左右即可出锅，出锅前加葱花、麻油、盐、糖。

◎ 生津茅根汤。用30克鲜茅根、50克西瓜皮与100克瘦肉一同煲汤。

◎ 橄榄银耳响螺汤。用3个橄榄、10克水发银耳与60克响螺一同煲汤。

◎ 薄荷清汤鱼。将草鱼切块后去掉大刺，保留头尾，放入锅中，加葱、姜、蒜及适量清水，大火煮沸后转小火炖一小时左右，最后加入薄荷，加盖闷片刻即可。食用时吃鱼喝汤。

◎ 酸菜红豆汤。将红小豆洗净放入锅中，加适量清水，大火煮沸后转小火，直到将豆煮烂。锅内放少量油，烧热后将酸萝卜或酸菜略炒，与煮好的豆子一起放在砂锅中，加清水炖半小时左右即可。

秋季防病讲究方法

秋季流行疾病排行榜

秋季天高气爽，是丰收的季节，但也是多种疾病发生、流行的季节。为了使大家在金色的秋季拥有健康的体魄，编者特将秋季流行病、多发病编制成排行榜，以引起大家的警戒。

NO.1 感冒

易感人群：老人、小孩。

原因：秋天气候变化异常，季节转换较快，早、中、晚及室内外温差较大，呼吸道黏膜会不断受到乍暖乍寒的刺激，机体抵抗力减弱，给病原微生物提供了可乘之机，极易发生感冒等上呼吸道感染病。特别是当身处的环境不利于通风时，感冒更易在人群中传播。

解决方案：要预防感冒，先要遵循“春捂秋冻”、“耐寒锻炼从秋开始”的规律，注意随温度变化增减衣物；增加户外活动，增强体质；保持环境通风，尽量避免出入公共场所。要适当多饮水，多吃水果，增强机体代谢；经常使用冷水洗脸洗鼻，对预防感冒也有效。应尽量避免接触感冒患者，接触到感冒患者或他们碰触过的东西后要洗手，手还要尽量远离眼睛和鼻子。在感冒流行时可用醋熏法蒸居室，以预防感冒。

NO.2 胃病

易感人群：不注意饮食卫生的人、有慢性胃肠道疾病者。

原因：秋季是胃病多发与复发季节。进入秋季，气温下降，受到冷空气刺激后胃酸分泌会增加，促使胃肠发生痉挛性收缩，人体抵抗力和适应性随之降低。如果防护不当，不注意饮食和生活规律，就会引发胃肠道疾病而出现反酸、腹胀、腹泻、腹痛等症，或使原有胃病加重。严重者还会引起胃出血、胃穿孔等并发症。

解决方案：做好腹部保暖工作。患有慢性胃炎的人要特别注意胃部保暖，适时增加衣服，夜间睡觉时要盖好被子，以避免腹部着凉而引发胃痛或加重旧病。

注意饮食调养。胃病患者的饮食要温、软、淡、素、鲜，尽量做到少吃多餐、定时定量。同时，进食时要细嚼慢咽，以利于消化吸收，减轻胃肠负担。

心理卫生不可少。要保持精神愉快和情绪稳定，同时，注意劳逸结合，防止过度疲劳而滞缓胃病的康复。此外，还应加强身体锻炼。

NO.3 哮喘

易感人群：过敏体质的人。

原因：秋季空气干燥，有很多过敏源，过敏体质的人常发生哮喘。有哮喘病史的人对大气的温度、湿度等变化极为敏感，且适应能力弱，极易因上呼吸道感染而诱发支气管哮喘。而且秋季又是叶落草枯的时节，食物及空气中的过敏源大量增加，哮喘病发病率随之上升。

解决方案：有哮喘病史的中老年人应尽量查出可能引起哮喘的过敏源，并尽可能避免与过敏源接触。已知过敏原因者，应杜绝接触这类物质。要随气温的变化及时增添衣服、被褥，同时还要注意加强营养，重视体育锻炼，积极配合治疗。还可采取相应的进补，以预防或减轻支气管哮喘的发生或发展。

NO.4 肺结核

易感人群：一般人群普遍易感。

原因：肺结核是一种因结核杆菌侵入肺部并引起肺部病变的呼吸道疾病，具有传染性。秋季天高气爽，人们户外活动增多，极易在不知情的情况下与传染性结核病人近距离接触而引起感染。因此，当有人出现脸红、低烧、乏力、盗汗、咳嗽、吐痰等情况时，应提高警惕，要考虑是不是结核传染。

爱心TIPS

秋季预防疾病，户外锻炼必不可少。做操、打拳、散步、跑步等适量的运动锻炼，可使人保持健康，增强体质，减少患病的机会。

解决方案：预防结核病先要树立不随地吐痰传播疾病的意识；其次要尽量减少出入人员密集的公共场所；再次工作和生活区要保持通风，减少居住拥挤。

有传染性结核病人的家庭或群体也不要恐慌，采取正确的预防方法就能避免感染。如结核病患者的用品和卧具要做好消毒工作，可将这些物品放在阳光下直射 5 分钟，患者的痰可用纸巾包起来烧掉。

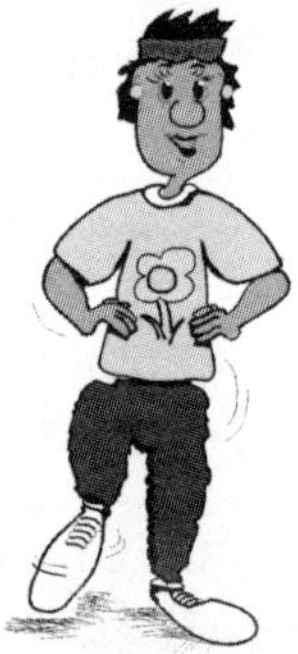

秋季预防心脑血管疾病

秋季是心脑血管疾病的多发季节，许多人特别是中老年人（未患有心脑血管方面的疾病）在秋季也会突然出现头晕、肢体麻木、无力、心悸、气短、胸闷等症状，严重时还会危及生命。

心脑血管疾病易在秋季暴发

秋季是由夏至冬的过渡季节，天气渐渐由热变凉，这种气温会使机体皮肤和皮下组织血管收缩，周围血管阻力增大，导致血压升高。此外，寒冷还会引起冠状动脉痉挛，直接影响心脏血液供应，诱发心绞痛或心肌梗塞。对健康人而言，这种寒暖变化可能没有什么，但是对本来就有心脑血管疾病的人来说就易造成疾病复发，损坏健康。

心脑血管疾病的危害

心脑血管疾病是人类健康的头号杀手，严重危害着人体健康。医学研究证实，心脑血管疾病的根源祸首是高血脂、血稠、动脉硬化。高血脂、血稠导致血液流通不畅，过多的脂肪在血管壁上不断沉积，造成血管硬化、管腔狭窄，长期下去会引发高血压、脑血栓、冠心病等。一旦发病，就会出现“五高三低一多”的特点，即发病率高、死亡率高、致残率高、复发率高、治疗费用高，低知晓率、低控制率、低治疗达标率，并发症多的特点。

此外，心脑血管疾病还会引发呼吸系统、消化系统、泌尿系统病症。需要指出的是，心脑血管病在发病前，会有多种前驱征兆，但由于症状较轻，极易被忽略。如果有心脑血管病史，到秋季一定要格外小心。

科学预防心脑血管病

由于心脑血管疾病的危害巨大，且早期症状不明显，因此一定要及时预防，尽可能早发现，早诊治，避免病情加重。人们可按下面的方法预防心脑血管疾病：

◎ 衣服。根据气候变化增减衣服，天气转凉时注意防寒，避免呼吸道感染。

◎ 饮食。饮食要平衡、多样化，多喝白开水。严禁吸烟，可少量饮酒。

◎ 心理。平衡心理，保持乐观。

> **◎ 爱心TIPS**
>
> 心脑血管疾病患者要严格控制食盐的摄入量。如果饮食中的盐过多，会增加心脏的负担，而饮食中盐过少，又不能满足身体需要，易导致其他疾病，如低钠血症。心脑血管疾病患者的摄盐量每日应限制在5克左右。

少生气，不发火，学会减轻压力、宽松精神。

◎ 运动。应选择适合于自己的运动项目，比如散步、打太极拳等有氧运动，且应做到持之以恒。

◎ 睡眠。生活要规律，保证有充足的睡眠。

◎ 体检。30 岁以上的人，每年要做心电图检查，定期做血糖、血脂、尿及眼底检查。

平时注意有无胸闷、憋气、胸前疼痛、心慌、脉搏异常及喉、胸阻塞感等症状，一旦有暂时性肢体活动不灵、麻木、不能说话、眩晕、晕厥、头痛、呕吐、昏睡、一眼或双眼失明、复视、走路不稳等症状，应及早到医院就医。

干燥秋季预防干眼病

进入秋季，天气变凉，但却少雨，非常干燥，有些人常会出现眼干、眼发热、视物模糊、眼痒等症状。眼科专家指出，秋季是干眼症多发季节，为了自己的健康，人们一定要注意预防干眼病。所谓干眼症，是指眼睛泪液分泌量不足或分布不均匀或泪液过度蒸发，造成泪液无法适当保持眼球表面湿润的疾病。

易患干眼症的人群

专家指出，干眼症是一种常见病、多发病，其易感人群主要有下面这几类：

◎ 老年人。年龄超过 65 岁的人群中有 75% 患有干眼症。因为老年人泪液的产生随年龄的增加而减少，泪液分泌减少使眼睛易受刺激，有时会引起剧烈的流泪反应，即溢泪。

◎ 女性。绝经期、怀孕期、哺乳期及口服避孕药的妇女因激素水平的改变可产生干眼症状。

◎ 某些病人。类风湿性关节炎、糖尿病、甲状腺异常、哮喘、白内障、青光眼及红斑狼疮等患者易患干眼症。

◎ 长期服用某类药物的人。经常服用某些药物可使泪液分泌减少，导致干眼症状，如抗抑郁药、抗组胺药、利尿剂、降血压药、麻醉剂、抗溃疡药等。

◎ 长期戴隐形眼镜的人。许多近视眼患者为了美观，往往喜欢戴隐形眼镜。隐形眼镜漂浮在眼球上，会加速泪液的蒸发。配戴隐形眼镜的不适感和耐受性差是干眼的主要原因，尤其是软性隐形眼镜可很快使泪液蒸发，易使眼睛产生异物感，而且镜片上易沉淀蛋白质。另一方面，干眼症又可使隐形眼镜配戴者的角膜抗损伤能力下降，使隐形眼镜更易刮伤角膜。

◎ 经常用电脑的人。电脑使用者长时间盯着屏幕，缺乏正常的眨眼，而眨眼可使泪液更好地湿润眼睛。每天在电脑前工作 3 小时以上的人中，90% 以上有眼睛干涩问题。

◎ 长期固定使用某种眼药水的人。使用某种眼药水，如血管收缩性眼药水，很容易抑制泪腺本身的功能，导致干眼病。

此外，睑板腺功能障碍、泪小点阻塞，使泪液分泌和排出减少，也可导致干眼症。

预防干眼症的方法

要预防干眼症，可按下面这几种方法去做：

◎ 多眨眼。眨眼有利于泪水的分泌和分布，眨眼次数减少，会直接导致泪水量减少，从而使暴露在空气中的泪膜快速蒸发，无法保护眼球。眨眼次数越少，越容易患干眼症。因此，操作电脑、驾车、读书等长时间用眼，都会引发干眼症。专家指出，眨眼是人体的一种保护性神经反射动作，泪液层可将泪水均匀地涂在角膜和结膜表面，使眼睛保持润湿而不干燥。正常人每分钟眨眼约 20 次。

◎ 注意用眼卫生。用眼卫生不可忽视。勤洗手，不要用手揉搓眼睛，特别是在秋季急性结膜炎等传染病高发季节，手可成为传播媒介传播病菌。用眼 1 小时左右宜休息片刻，或闭目养神，或瞭望远处。对眼睑上有碎片、脱落物的患者来说，要注意保持眼睑卫生。

◎ 工作时注意保持正确姿势。长期应用电脑工作的人群，特别是年轻人应该注意，出现干眼症症状时应尽快到医院诊治。工作时，眼睛与电脑屏幕尽量保持在60厘米以上距离，调整一个最适当的姿势，使得视线能保持向下约30度，这样的角度可以使颈部肌肉放松，并且使眼球表面暴露于空气中的面积减到最低。

◎ 注意饮食。长期用眼者要多吃一些新鲜的蔬菜和水果，以增加维生素A、B_1、C、E的摄入。每天可适当饮绿茶、菊花茶，因为茶叶中的脂多糖，可以改善机体造血功能，刺激泪液分泌。

◎ 戴有形眼镜。隐形眼镜的确能很大程度上改善人的外观，但它带来的痛苦也很多，干眼症就是其中之一。长时间配戴隐形眼镜会使泪液分泌减少，因此戴隐形眼镜的人总会感觉眼睛干干的，而有形眼镜就没有这种烦恼。因此，预防干眼症，提倡戴有形眼镜。

◎ 尽量少用空调。空调除了调节温度之外，还会抽湿，减少空气中的水分。在这种干燥的环境中，泪膜蒸发率增加，容易使眼睛发干、发涩。

◎ 爱心TIPS

在出现干眼症后，无论是抗生素眼液、激素眼液，还是人工泪液的使用，都要在专科医生的指导下进行。

◎ 按需点人工泪液（眼药水）。点人工泪液（营养液）要注意不要过频，一天最好不超过6次。因为如果一天超过6次以上，就会把正常的泪膜冲走，从而加重眼睛干涩症状。

◎ 使用眼用凝胶。眼膏可改善眼睛干涩症状，而且在眼内的储留时间较长，但眼膏油腻，用眼膏后，病人感觉不“卫生”，存在显著的视力模糊，接受性差的特点。眼用凝胶不存在这种弊端，是目前较为理想的一种制剂，眼内的储留时间较长，既卫生，且滴用时有清凉的感觉，使用方便，接受性好。

秋季当心干燥综合征

秋季天高气爽，人们在享受适宜气温时，也不要忽视干燥天气给人们带来的不适，如鼻燥、唇干、咽痛等。医学专家指出，如果人们总是眼干难受、口干发燥、咽喉干痛，则要想到秋季干燥综合征，这是一种常见的自身免疫性疾病，宜由专业医生治疗。

干燥综合征的表现

进入秋季，尽管天气变凉爽，但有些人常出现不适：口干舌燥，喝水也得不到缓解；鼻腔有干燥感，一不小心还出血；喉咙痒痛，频频干咳，有时伴有少量痰，却总是咳而不出；嘴唇一碰就裂，十分疼痛……这些症状都是干燥综合征的表现。

干燥综合征的防治方法

干燥综合征主要靠预防，人们可从精神调养、饮食调整、加强锻炼等多方面去预防。

◎ 注意饮食。秋季宜多喝水、粥、豆浆，多吃些萝卜、莲藕、荸荠、梨、蜂蜜等润肺生津、养阴清燥的食物。秋梨有生津止渴、止咳化痰、清热降火、养血生肌、润肺去燥等功能。有内热，表现为肺热咳嗽、咽干喉痛、大便干结的人宜经常食用秋梨。秋季应尽量少食或不食辣椒、葱、姜、蒜、胡椒等燥热之品，少吃油炸、肥腻食物，以防加重干燥综合征症状。

◎ 保持心情愉快。预防干燥综合征，在日常生活中还要注意保持乐观情绪，经常到空气新鲜的地方去散步，吐故纳新，以收敛“神气”，使肺气不受燥邪的侵害。

◎ 爱心TIPS

许多中药材可治疗干燥综合征，如百合、石斛、玉竹等。不过百合适合秋燥合并失眠、多梦者，石斛适合秋燥且视力不佳者，玉竹适合糖尿病合并秋燥者。

一旦得了干燥综合征，患者除需就医治疗外，因泪液分泌少，眼睛易受伤害，平时还应戴防护镜，避光避风；室内也应保持湿润；因唾液分泌少，为保护牙齿要用有益牙膏，饭后要漱口，如有牙周炎或口腔有霉菌应及时治疗。干燥综合征患者不论到何处就医，都应主动告知医生病情，以防手术中、手术后因气道干燥、黏液堵塞而发生意外。

秋防婴幼儿腹泻

腹泻是秋季常见疾病之一，好发生于2岁以下的宝宝。秋季婴幼儿腹泻具有较强的传染性，宝宝容易患上腹泻。

秋季腹泻的患儿起病急，早期常有感冒症状，在出现流涕、发热、不适的当天，就开始出现食奶不香、大便次数增加的症状，部分患儿还有腹泻、呕吐，大便呈米汤样或蛋花汤样，少则数次，多则数十次，无腥臭味的症状。患儿常有哭吵不安、口干尿少、干哭无泪、皮肤弹性差等脱水症状，严重的患儿常因呕吐、腹泻次数多而引起脱水、电解质紊乱，更严重者甚至可出现低血容量休克，危及生命。

秋季腹泻往往来势凶猛，有时可出现局部流行趋势。患儿发病后，如果家长能及时给小儿少量多次喂口服补液盐溶液，或在开水中加少许糖和盐，多次喂服，可以补充从大便中损失的水分和电解质，不仅能预防脱水，还能减轻脱水症状。少部分脱水严重和喂食糖盐水困难的患儿，可到医院通过静脉输液来纠正脱水。抗生素对轮状病毒引起的秋季腹泻是无效的，如果滥用广谱抗生素还会引起婴幼儿肠道菌群紊乱，严重者可由致病菌肠道感染，变成药物较难控制的肠炎。

爱心TIPS

如果家里有秋季腹泻的患儿，应多让其休息，以减少体力消耗和肠蠕动次数。此外还要注意患儿的腹部保温，一旦受凉后会使病情加重。

秋季腹泻病程一般在5～7天，在医师的治疗和指导下，只要家长精心护理，一般会自然痊愈，顺利度过疾病期。不过，为了更好防治秋季腹泻，父母除了按医嘱给患儿治疗外，还应注意以下几方面：

严重腹泻有脱水症状的患儿应及时到儿童医院诊治，必要时应住院或输液治疗；

饮食方面不必严格禁食，可以适当减少喂奶次数，改喂糖盐水，以减轻胃肠道负担；患儿恢复饮食时，可喂饮米汤或稀释的牛奶，逐步恢复到正常饮食；

患儿应在家休息，避免去托儿所和其他公共场所，以免传染；

腹泻患儿要做好隔离，防止交叉感染，保持环境清洁，避免继发感染。

预防小儿肠道疾病，应注意饮食及喂养，提倡母乳喂养，母乳中不仅有符合婴儿需要的各种营养素，还含有免疫球蛋白，特别是分泌型的免疫球蛋白，能保护小儿肠膜不被病毒和细菌侵入。

秋季在给小儿添加辅食时不宜太快，品种不宜太多，不能增添黏腻及生硬食物。婴儿避免在夏季断奶。注意饮食用具清洁。注意寒热变化，避免过热或过凉，随着气温变化加减衣被。对有营养不良、佝偻病、维生素缺乏易患慢性腹泻等疾病的患儿，应早期治疗和预防，并加强小儿体格锻炼，增强体质。

秋燥宜防便秘

秋季气候干燥，极易引起便秘。医学专家将因各种原因导致48小时以上不排粪便者称之为便秘，长期有便秘者称为慢性便秘，又称为习惯性便秘。便秘只是一个症状而不是一种病。便秘的病因众多。饮食中纤维素含量过低，排便姿势不当，老年人因腹壁、肠壁松弛而致排便动力不足，或因失水、失血以后体内水分减少，或经常服用抗胆碱药、解痉剂、氢氧化铝凝胶等药物，均可导致便秘。慢性便秘的主要表现为腹胀、胃纳差、恶心、口苦、精神萎靡、头晕乏力，部分病人还有贫血、营养不良等。慢性便秘治疗的原则是针对病因，以改变患者不良生活、饮食和排便习惯，帮助患者中止服泻剂或灌肠，恢复正常排便为主，辅以必要的药物治疗。

预防便秘要注意下列几个方面：

养成定时大便的习惯

在每天清早或餐后大便。在繁忙的日常生活中，力争改变自己的不良习惯，如有肠蠕动和排便感，应马上去厕所，不要因故控制排便。最好是早餐后排便，如能早餐后坚持去厕所，经一段时间即可养成早餐后定时排便的好习惯。

注意饮食

预防便秘，饮食调理很重要，要合理安排饮食结构，多吃富含纤维素的食物，多吃蔬菜、水果。每天早晨可空腹喝一杯淡盐开水。应当使每日饮食有足够量的纤维素，以刺激肠蠕动。正常人每千克体重需 90 ~ 100 毫克纤维素来维持正常排便，便秘者应适当增加其摄入量，多吃些含纤维素的蔬菜、水果和谷物，如芹菜、韭菜、菠菜、丝瓜、香蕉、鸭梨及杂粮等。蜂蜜、脂肪类食物也有较好的通便作用，特别是植物油，如花生油、豆油、芝麻油、菜籽油等，便秘严重者也可试试。

重视早餐

便秘的人早餐要吃好，以促使清晨的胃肠蠕动。足量饮水，使肠道得到充足的水分，以利于肠内容物通过，起床后或早餐前半小时喝一杯冷开水，有轻度通便作用。牛奶中含有易被消化道分解的乳糖等润便成分，如能早餐前喝一杯，既可通便，又富营养，对老年人、病后便秘者尤为适宜。便秘者不宜过多吃糖，因高渗糖利尿后，易使大便干燥。

坚持运动

运动可增加人体腹肌张力和增强胃、肠道蠕动，能改善排便动力不足的状况。早晨散步、慢跑、做深呼吸、活动腰肢等，有良好的促进消化和排便作用。

> **爱心TIPS**
>
> 许多药物在发挥治疗作用的同时，也可引起便秘。特别是一些消炎药，如氟哌酸、土霉素、庆大霉素等都可引起药物性便秘。

保持良好心情

保持豁达健康的精神情趣，避免抑郁的精神状态，多参加一些有益于健康的活动，对缓解便秘也有作用。

药物通便

必要时可在医师指导下服用一些中药通便，如麻仁丸等。如非必要，则最好不要依赖药物通便。因为长期服用泻药，不仅可引起大肠功能障碍，使肠壁神经感受细胞应激性降低，导致肠内有足量粪便也不产生正常蠕动和排便反射，成为泻剂依赖性顽固便秘，还可引起结肠和直肠形态学改变。

秋季防“乙脑”

夏秋之际，孩子易被蚊虫叮咬，有可能因此而患病，即流行性乙型脑炎，俗称“乙脑”。乙脑是由乙型脑炎病毒引起的急性神经系统传染病，传染源是家禽或家畜，由蚊虫传播，流行于有蚊虫活动的夏、秋季，尤以 8 ~ 9 月份发病最多，患者多为 10 岁以下的儿童，尤以 2 ~ 7 岁儿童的发病率最高。

“乙脑”危害大

蚊虫叮咬将流行性乙脑病毒注入人体，这种病毒会侵入患儿脑脊髓的神经细胞，损害人的神经系统。本病潜伏期为 7 ~ 10 天，起病初期 3 ~ 4 天，开始发热，但体温不太高，有轻度上呼吸道及胃肠道症状，可出现头痛、四肢疼痛、呕吐、嗜睡症状，体温也逐渐上升到高峰。发病 5～7 天后，高热持续，嗜睡明显，意识模糊，甚至深昏迷、反复惊厥，可有强直性瘫痪，少数可软瘫。常出现脑膜刺激征、腱反射亢进、巴氏征阳性等，而腹壁反射及提睾反射多消失。重症者腱反射和浅反射消失，可发生呼吸衰竭、循环衰竭和脑疝等。一般发病 2 周后进入恢复期，体温开始下降，神志逐渐清醒，部分病例有低热、多汗、语言障碍、吞咽困难、肢体瘫痪、精神异常和癫痫等。病程 6 个月后仍遗留神经精神症状者称为后遗症。

预防“乙脑”方法

预防流行性乙型脑炎的发生，应注意加强环境卫生，消灭蚊虫，避免让蚊虫叮咬孩子，尤其要重点保护学龄前儿童不受蚊虫叮咬，孩子睡觉时可点上蚊香或挂蚊帐，尽量让孩子少在野外露宿。在农村可用青蒿、艾蒿、野菊花晒干后编成绳，点燃后可用来熏赶蚊子。同时应积极推广乙型脑炎疫苗的接种，完成计划免疫的全部程序，足量接种疫苗，提高抗病能力。此外，还要重视流行性乙型脑炎的早期诊断，尽早隔离治疗，减少减轻后遗症状的发生。

轻松、健康地度过金色秋天

秋季衣食住行有讲究

进入秋季后，人体的生理活动会随着自然天气的改变而变化。要想在这一季节保持健康，就应注意衣食住行等各个方面的调节。

秋季穿衣有讲究

我国自古就有“秋不忙添衣”的说法。随着气温的逐渐转凉，人们不宜一下子穿得太多，“捂”得太严。俗话说“薄衣御寒”，因此，不要气温稍有下降就立刻添加衣物，而应尽可能晚些时候再添加衣物。可以穿短袖衬衫时，就尽量不穿长袖；能穿单衣时，就尽量不添加外套。不过需要指出的是，凡事都宜掌握度，“薄衣御寒”也要讲究火候。如进入深秋后，气温已非常低，这时就要适当添衣。老人、幼儿、孕产妇更要根据自己的实际情况增减衣服，不可偏信、偏听，一意以单衣御寒。

秋季饮食有讲究

《黄帝内经》认为秋季与肺相通，主收；酸味收敛补肺，辛味发散泻肺，秋天宜收不宜散。因此，要尽可能少食葱、姜等辛味之品，适当多食一些酸味甘润的果蔬。秋燥津液易伤，可引起咽、鼻、唇干燥及干咳、声嘶、皮肤干裂、大便燥结等燥症，因此秋季在饮食上宜多选甘寒滋润之品，如百合、银耳、山药、秋梨、藕、鸭肉、柿子、芝麻等，以润肺生津、养阴清燥。秋季饮食除了以酸、润为主之外，还需注意的是，夏季过后，暑气消退，人们食欲普遍增加，加之秋收食物品种丰盛，易出现肆意进补或大补特补的情况，实际上，此时不宜过多进补，以免“饮食自信，肠胃及伤”。

秋季起居有规律

秋天应合理安排睡眠。古代养生学家认为，秋季天高风动，地气清肃，应早睡早起，注意居室通风，保持室内空气流通，以减少患呼吸道感染、头昏、疲倦等症。

秋季，自然界的阳气由疏泄趋向收敛、闭藏，起居作息也应与此相应调整。《素问·四气调神大论》说：“秋三月，早卧早起，与鸡俱兴。”早卧，以顺应阴精的收藏，以养“收”气。早起，以顺应阳气的舒长，使肺气得以伸展。有人对脑血栓等心脑血管疾病发病时间进行过调查研究，发现这类疾病在秋季发病率较高，而且发病时间多在长时间睡眠的后期。秋季早起，可减少或缩短小血栓形成的机会，这对于预防脑血栓发病有一定意义。

秋季出行有讲究

秋天是户外活动的黄金时节。实践证明，加强体育锻炼能活动筋骨、气血，增强机体的抗病能力。养生讲究“秋收”、“冬藏”，此时，尤要注意耐寒锻炼，以增强机体适应多变气候的能力。当然运动量必须适度，而且还需注意增减衣服和补充水分。饭后散步、假日郊游、登高赏景、打太极拳、慢跑、做操等，都对身心大有裨益。

爱心TIPS

秋季穿衣盖被之前要先晒晒，这样有益健康。因为收好的衣服及被子在衣柜中会感染一些对身体有害的细菌，故再用之前，一定要用阳光高温消毒。

科学“秋冻”益健康

我国自古就有“春捂秋冻”之说。在上文中，已经介绍过了“春捂”的道理，下面介绍“秋冻”的原理。所谓“秋冻”，是指进入秋季后，气温逐渐下降。随着天气变凉，人应有意识地适当少穿些衣服，冻一冻身体，以便提高人体的抗寒能力，逐步适应接下来的寒冷天气，达到强身健体、少生病的目的或效果。然而，“秋冻”要科学，并不是所有人都可以进行“秋冻养生”的。那么，怎样才能科学“秋冻”呢？

“秋冻”要顺应天时

专家指出，“秋冻”一定要适应天时。进入秋季后，气温逐渐转凉，当天气变化较平缓时，人们可以少穿点衣服，如人体略感凉意，但不觉寒冷，此时“冻一冻”是非常适宜的。但如果有强冷空气活动，气温急剧下降后，就不宜进行“秋冻”了。否则不但达不到强身健体的目的，反而会因寒致病，患上感冒和某些呼吸道疾病。

“秋冻”的实施也有明显的节季性。秋季有初秋、仲秋和晚秋之分。初秋时分暑热还未消退，还不时有“秋老虎”光临。尽管此时的气温已开始下降，人们却感不到寒冷。此时最适合“秋冻”，同时也最适合人们进行耐寒锻炼。仲秋时节是长袖衣衫上身时，此时可根据天气预报，适时适量增减衣服。进入晚秋后，昼夜温差变化较大，此时已不宜“秋冻”了，否则对健康无益反而还有害。

“秋冻”因人而异

“秋冻”虽有益健康，但并不是所有的人都适合“秋冻”，“秋冻”也要因人而异。人们应根据自己的体质条件（抗寒、抗病能力）量力而行，不可盲目地“秋冻”。哪些人应该“秋冻”，而哪些人又不应该进行“秋冻”呢？

专家指出，青少年和儿童最适合“秋冻”。秋季是锻炼他们御寒能力的最好时段。通过对外界气温突然变化的逐渐适应，可提高他们机体的适应能力，使自身抗病能力不断增强；可预防上呼吸道感染、肺炎等各种疾病的发生，即使患了病，病症也比较轻，好得也快。同时，加强“秋冻”锻炼，还能提高肌肉和关节活动的能力，促进血液循环，使流向四肢骨骼的血液也随之增加，对儿童和青少年的生长发育有益。但是，家长也应该注意，“秋冻”不可太过，不要为使孩子得到御寒锻炼而使孩子着凉生病，应根据孩子的年龄、体质和大气温度变化灵活掌握，使其逐渐适应。

体弱及患某些疾病的老人不宜“秋冻”。许多老人都喜欢进行“秋冻”养生，但深秋季节气温变化较大，温差、风速、大气压都处于较大的波动状态。这种多变的天气会使人的皮肤、皮下组织血管收缩，进而引起血液黏稠度增高，导致心血管疾病复发或发作。因此，体弱、患有心脑血管疾病的老人，在深秋季节不但不应该秋冻，相反还应注意保暖，应随着天气的变化及时增添衣服，以免旧病复发影响身体健康。另外，那些身体调节功能已较差的老人、正在生长发育的婴幼儿和那些长期生病、弱不禁风的人则是不宜“秋冻”的。有支气管病、哮喘病、冠心病等病史的人也不宜“秋冻”，因为这种人一旦着凉、感冒，就很容易导致旧病复发或使病情加重。

不宜“秋冻”的人体四部位

进行“秋冻”时，人体的这四个部位不能冻，一定要注意保暖。

腹。上腹受凉容易引起胃部不适，甚至疼痛，特别是有胃病史的人更要加以注意。下腹受凉对女性伤害大，容易诱发痛经和月经不调，经期妇女尤其要加以重视。爱穿露脐装低腰裤的女孩，秋冬季节最好不穿。

爱心·TIPS

许多家长认为，1～3岁的孩子不适合“秋冻”，其实不然，只要方法得当，小孩子也可以进行“秋冻”。因为，小孩皆是“纯阳之体”，易生内热，而“秋冻”可缓解小孩冬季易感冒的情况。进入晚秋后，可经常带孩子去户外活动，但时间一般控制在5～10分钟内，不宜过长。

◎ 脚。脚是人体各部位中离心脏最远的地方，血液流经的路程最长，而脚部又汇集了全身的经脉，受冷后，机体抵抗力就会下降，病邪就有可能乘虚而入。所以入秋后一定要穿袜子，而不要再穿拖鞋、凉鞋。

◎ 颈。这个部位受凉，向下容易引起有肺部症状的感冒；向上则会导致颈部血管收缩，不利于脑部供血。爱露颈的女士特别要注意。

◎ 肩。肩关节及其周围组织相对比较脆弱，容易受伤，宜好好保护、保暖，不能使其受凉。

秋季睡好，身体才好

睡眠是人们恢复体力，保证健康，增强机体免疫力的重要方法之一。进入秋季后，气温逐渐转凉，与夏季相比，睡眠条件变得好了许多。但如果不注意，睡眠质量仍会受到较大影响。

秋季应该怎样睡，才能保证良好的睡眠质量呢？

秋季睡眠原则

秋季睡眠总的原则是早睡早起，以应秋候。《素问·四季调神大论篇》中说："秋三月，此谓容平。天气以急，地气以明，早卧早起，与鸡俱兴。使志安宁，以缓秋形，收敛神气，使秋气平，无外其志，使肺气清。此秋气之应，养收之道也。"即表明了秋爽气清，万物收藏，人的起居调摄与气候相适应的重要性。从实际生活来说，人们经过一个相对少眠的夏季，秋季也应要重视睡眠。

保证秋季良好睡眠应做到"八忌"

◎ 忌睡前进食。临睡前吃东西，会增加肠胃负担，不但会影响入睡，且易造成消化不良。如长期睡前进食，可对健康造成很大的伤害。当然，也不能饿着睡觉，否则亦对健康不利。睡前如果感到饥饿，可适当吃点温软的食物，如牛奶等，且应在食后休息一会儿再睡觉。

◎ 忌睡前喝茶、咖啡。茶和咖啡中的咖啡碱能刺激中枢神经系统，引起兴奋，使人难以入眠。加之饮用过多的茶或咖啡会造成夜间尿频，不利于睡眠。

◎ 忌睡前情绪激动。睡前激动、气愤等情感起伏，会使气血紊乱，不但可导致失眠，而且还会伤害身体。因此，睡前一定要控制好自己的情绪，尽量保持平静，力戒气恼、忧愁、焦虑，特别不能大动肝火。

◎ 忌睡前过度娱乐。有人喜欢晚上娱乐，尤其是一些年轻人，晚上玩起来就不顾时间了，这对身体健康是不利的。过度的娱乐活动，会使人的神经持续兴奋，显然影响睡眠。为此，晚上如要娱乐，不要玩得太晚。娱乐后，应通过散步或静坐等方式，使自己平静下来，再上床睡觉。

◎ 忌睡时多说话。上床后，卧躺着多说话，也会使人兴奋，不易入睡。同时，卧躺时多说话，易伤肺气。因此，上床后如同室有人，自己首先不要与别人交谈；如别人要与你交谈，也不要谈得太久，可婉言向对方说明躺在床上，不宜长谈。

◎ 忌睡时遮面。睡时，如用毯子或被子掩住自己的脸，会影响呼吸并造成缺氧，对身体健康极为不利。

◎ 忌睡时张嘴。睡觉闭口有利于保养元气。如果张开嘴巴，用嘴呼吸，吸入冷空气和灰尘，极易伤及咽喉、肺部，胃也会因之而着凉。故张嘴睡觉的坏习惯一定要改。

◎ 爱心TIPS

秋季气温下降，如果睡觉时总感觉双脚凉，可穿厚袜子睡觉。另外，为了拥有良好的睡眠质量，晚上不宜清扫房间，因为使用喷雾剂和化学清洁剂都可刺激呼吸道，从而影响睡眠。

◎ 忌睡时吹风。人体在睡眠状态下对环境变化适应能力下降，易受风邪侵袭。因此秋季睡觉时，千万不要睡在风口头，卧室的窗户也不宜开得太大，特别在风大的时候，更要注意。

保障良好睡眠的食疗方

如果自己的睡眠不好，不妨试试下面这些食疗方法：

◎ 葱枣汤。大红枣10粒、葱白7根。将红枣洗净，用水浸泡一会，将葱白洗净备用。将红枣放入锅内，加水适量，用大火煮沸，约20分钟，再加葱白，再用小火煎煮10分钟。服用时吃枣喝汤。

◎ 枣麦桂圆汤。小麦60克、大枣14粒、去壳桂圆肉7个，洗净后加水共煮，待枣麦熟后即可食用，每日一到两次。

◎ 五味子糕。将五味子碎成粉过筛备用，糯米粉100克，和好发酵后取10克五味子粉加入拌匀，置笼上蒸熟，睡前趁热食用，每日一次。此方对遗精多梦、心悸失眠较有疗效。

◎ 莲心茶。取莲子心、生甘草各3克，开水冲泡当茶饮用，每日数次，具有清心、安神、降压功效。此方对患有高血压病、经常失眠者疗效较好。

◎ 百合汤。生百合100克，加水500毫升，文火煎煮烂后，分两次食用。此方适用于有肺结核病史的失眠者。

秋季注意防"秋乏"

我国自古就有"春困秋乏"之说。原来人体在不同的气温、湿度、气压等综合气象条件下会有不同的反应，这种生理变化实际上是机体适应自然，维持体内平衡，保持健康的自动调节方式。夏季气候环境差，高温往往使人得不到充足的睡眠，使过度消耗的能量得不到适度的补偿，结果欠下了"夏耗债务"。进入秋季后，气候变得凉爽宜人，人体出汗减少，体热的产生和散发以及水盐代谢也逐渐恢复到原有的平衡状态，人体也因此进入了非常舒适、松弛的状态，不过这时的人总有一种莫名的疲惫感。这种状况就是"秋乏"。"秋乏"是补偿盛夏季节带给人体超常消耗的保护性反应,也是机体在秋季气象环境中得以恢复的保护性措施。

尽管经过一段时间的调整与适应,"秋乏"会自然而然地消除,但为了不影响自己的工作和生活,人们还可采取相应的措施防治"秋乏"。

要防"秋乏"可从下面这几方面来做:

保证充足睡眠

夏天闷热,人们往往易着急上火,并且因为天热而易出现睡眠不足、精神不振的情况。秋天一到,天气变凉,应改掉夏季晚睡的习惯,争取晚上10点前入睡,以防止白天犯困;同时,适当午睡也有利于化解困顿情绪。尤其是老年人,随着年龄的增加,其气血阴阳往往已损,会出现昼不精、夜不瞑的少寐现象。凌晨0~4点,人体内各器官都进入沉睡状态,其功能往往可能降至最低;中午12~13点,是人体交感神经最疲劳的阶段,这两段时间是一天中休息的最佳时间。研究表明,老年人睡午觉可降低心脑血管病的发病率。从这个角度上说,睡午觉具有防病保健的意义,符合养生道理。

饮食清淡为佳

秋季饮食宜清淡,营养要合理。最好不吃或少吃辛辣烧烤之类的食品,包括辣椒、生姜、花椒、葱、桂皮及酒等,这些食品容易加重秋燥对人体的危害。

适量增加优质蛋白质的摄入,如鸡蛋、瘦肉、鱼、乳制品及豆制品等,但最好不吃或少吃油腻的食物,因为它们容易产生使人困倦的酸性物质。

"秋乏"与体液偏酸有关,多吃碱性食物能产生中和作用,消除人体疲劳。多吃水果、多喝水有利于提神醒

爱心TIPS

如果出现"秋乏",不妨准备一些冷水、风油精等,困时洗洗脸,也可闻闻风油精、清凉油,向远处举目眺望等,都可以驱除困意。

脑。多吃富含维生素的食物,如西红柿、茄子、土豆、葡萄、梨等新鲜蔬果,可协助肝脏把人体疲劳时积存的代谢物尽快排除掉。另外,蔬菜和水果多属碱性食物,其代谢物能中和肌肉疲劳时产生的酸性物质,减轻人体疲劳。

注意加强锻炼

运动锻炼可增强人的体质,只有体质变强,才能战胜季节交替时身体的不适。秋季运动锻炼以早晚为好。锻炼的方法以登山、散步、做操等简单运动为好,这些运动有助于平复情绪、解除“秋乏”。伸懒腰也可缓解“秋乏”。特别是下午,工作学习时间长了,容易困倦,这时候伸个懒腰,马上就会觉得全身舒展,精神爽快。即使在不疲劳的时候,伸几个懒腰也会觉得舒适。这是因为伸懒腰时可使人体的胸腔器官对心肺挤压,有助于心脏的充分运动,给各个组织器官提供更多的氧气,同时上体的活动可将更多含氧的血液供给大脑,使人顿感清醒、舒适。

室内养些植物

秋季的困乏与人体缺氧有一定关系,如果在室内放置一些能吸收二氧化碳等废气的花草,如盆栽柑橘、吊兰、斑马叶橡皮树、文竹等绿色植物,可改善秋季困乏的情况。它们的气味并不浓烈,不至于熏得人头昏脑涨,还可以调节室内空气,增加氧含量。

秋季不忘精神调养

中医认为秋季阳气渐收,阴气渐长,是阳消阴长的过渡阶段;秋季日照减少,气温渐降,草枯叶落,花木凋零,到处是一派肃杀的景象。人生活在这样的环境中,因景触情,往往会产生凄凉、忧郁、悲戚等伤感情绪。所以入秋以后,不要忘记精神调养。

研究发现,人在心情愉快时,人体内的有益激素、酶和乙酰胆碱会增加分泌,使血液的流量、神经细胞的兴奋自动调节到最佳状态,利于身心健康。相反，人在郁闷忧伤时，这些有益激素分泌就变得紊乱，内脏功能失调，易引发胃痉挛、高血压、冠心病等病症。

因此，秋季调养精神很有必要。我国古人认为秋季的精神调养应做到“使志安宁，以缓秋刑，收敛神气，使秋气平，无外其志，使肺气清，此秋气之应”。这告诉人们以“收”的眼光看待自然界的变化，或外出秋游，登高赏秋，令心旷神怡；或静练气，收敛心神，保持内心宁静。

进入秋季，人们该怎样调养精神呢？

重视心、肝的养护

要调养好精神，养心、肝很有必要，不妨多喝些玫瑰花或菊花茶、莲子茶，这些茶可清肝解郁，长期饮用有助于缓解抑郁。

多吃可安神的食物

多吃莲藕、莲子、小麦、甘草、红枣、龙眼等，这些食物有养心安神的作用，对减缓焦虑、抑郁情绪很有帮助。核桃、鱼类等含有较多磷质，也会帮人们消除抑郁。

克服情绪低落

要克服情绪低落，可用下面这些方法来进行：

- 积极运动。运动能使人体产生一系列的化学变化和心理变化，较适宜的运动项目有慢跑、户外散步、跳舞、游泳、练太极拳等。
- 拜访亲朋好友。找知心的、明白事理的亲友，向其倾吐心里话。
- 乐观幻想。有些人受到一点挫折，就往坏处想，使自己的情绪低落。克服的方法是作乐观的幻想，不作消极的猜想。
- 旅游和外出。心情烦闷时，看看青山绿水，疲劳、苦闷之感有可能马上消除。

运动让你安然度过“多事之秋”

秋高气爽宜运动

秋天是健体强身的黄金季节，既没有春天的风吹，也没有夏天的暴晒，是最让人感到舒服的季节。入秋以后，气温逐渐下降，湿度明显减小，在经历了炎夏的酷暑和湿闷后，人们开始享受秋天的凉爽和舒适。运动专家指出，秋天也是锻炼身体的黄金季节，秋季锻炼有利于人体各种机能的发挥。每年的秋天都是世界体育赛事的高峰期，夏季奥运会也有意向秋天靠拢，充分说明了秋季的自然条件最适合人们运动。

秋季运动可取得较佳效果

金秋时节是体育锻炼的大好时期，适当地参加体育锻炼，有利于改善胃肠道血液循环，增强人体素质，提高身体对气候变化的适应能力，减少发病的几率。秋天参加健身活动，不仅可以调心养肺，提高内脏器官的功能，而且还有利于增强各组织器官的免疫功能和身体对外部寒冷刺激的抵御能力。秋季昼温度变化最为频繁，夜温差变化比较大，此时运动对人体健康本身是有益处的，能使人的体温调节机制不断地处于紧张状态，提高人对环境变化的适应能力，从客观上给人的机体提供练习机会。人们可以通过体育锻炼提高适应能力和工作效率。

秋天适宜户外运动

秋天的阳光足、空气好，这个时节走出房间奔向大自然，去参加形式多样的户外活动是人们最佳的运动选择。秋天也是大自然收获的季节，因此也适合开展一些与环境融为一体的健身活动，如背包登山远足、骑自行车郊游、野外攀岩野营等，健身的同时还能旅游，既锻炼了身体，也放松了身心，可谓一举两得。当然，如果你想在城市内活动一下也有不少选择，最简单的就是约上朋友打场街头篮球或踢上一场足球什么的。老年朋友则可以在公园内打打太极拳，每天进行一个小时的徒步走等。

> **爱心TIPS**
>
> 秋季锻炼应做到动静结合，以早动晚静为要。早晨的锻炼以打太极拳等动作缓慢的运动为最佳项目；晚上，以静养打坐为锻炼的最佳形式。静坐最好是在就寝前进行，时间长短以自己的能力而定。

总之，大家可以根据个人爱好和自己身体状况选择适合自己的秋季健身方法，在这黄金锻炼期给自己的身体“充充电”，增强抵抗力，与那些秋冬易发的呼吸道感染、感冒等疾病说再见！

科学秋炼益健康

秋季是开展运动锻炼的好时光，但运动要讲究科学，讲究方法，不可盲目。秋季应该怎样运动才有益身心健康呢？

秋季运动注意衣着

秋季，人们锻炼时一般出汗较多，但此时清晨气温已有些低了，稍不注意就有受凉感冒的可能。因此，千万不能一起床就穿着单衣到户外去活动，而要给身体一个适应的时间。尤其是老人，在早晨醒来后不要马上起床，因为老年人骨骼因钙的流失显得有些脆弱，突然由卧位变为立位可能会发生扭伤腰背部的现象。有高血压、心血管病的老人起床更要小心，可以在床上伸伸懒腰，舒展一下关节，稍休息一会儿再下床，否则有可能引发旧病。秋季锻炼时切忌“耍单儿”，切忌不热身就背心短裤上阵。另外，穿汗湿的衣服在冷风中逗留也容易伤风感冒，应该尽量避免。

秋季运动先做好准备工作

对于任何一种运动来说，准备活动都是必须的，因为人的肌肉和韧带在秋季气温较低的情况下会反射性地引起血管收缩、血液黏滞性增加，关节的活动幅度减小，韧带的伸展度降低，神经系统对肌肉的指挥能力在没有准备活动的情况下也会下降，锻炼前若不充分做好准备活动，会引起关节韧带拉伤、肌肉拉伤等，严重影响日常的生活。

及时补水

秋季是一个比较干燥的季节，尽管气温降低了很多，但人体极易产生燥热，而且秋季空气中湿度减少，容易出现咽喉干燥、口舌少津、嘴唇干裂、鼻子出血、大便干燥等“秋燥”症状，再加上运动时丧失的水分得不到及时的补充，会加重人体缺乏水分的反应。因此，运动后一定要多喝开水，多吃梨、苹果、乳类、芝麻、新鲜蔬菜等含水分较多的食物，或平时多喝冰糖梨水、冬瓜汤等，以防“秋燥”。如果运动量较大，出汗过多，可在开水中加少量食盐，以维持体内酸碱平衡，有条件的可以喝一些含电解质的运动饮料，防止肌肉出现痉挛。

秋季运动要把握好度

有的人觉得运动量大身体才能练好，抵抗力才能强，其实不然。运动跟吃饭睡觉一样，都是适度才好。从中医理论讲，秋天是一个人体的精气都处于收敛内养的阶段，所以运动也应顺应这一原则，运动量应由小到大，循序渐进。锻炼时觉得自己的身体有些发热，微微出汗，锻炼后感到轻松舒适，就是效果好的标准。相反，如果锻炼后十分疲劳，休息后仍然身体不适，头痛、头昏、胸闷、心悸、食量减少，那么你的运动量就可能过大了，下一次运动时一定要减少运动量。

防止出现运动损伤

由于人的肌肉和韧带在秋季气温开始下降的环境中容易反射性地引起血管收缩，关节生理活动度也会减小，因此，相对夏季来说，秋季运动更易造成肌肉、肌腱、韧带及关节的运动损伤。因此，每次运动都要注意运动的方法，除了做好充分的准备活动外，还要控制好运动的幅度、强度，不要勉强自己做一些较高难度的动作。

中老年人的锻炼要“留有余地”。秋冬季心肌梗死的发病率会明显提高，本身有高血压的病人秋冬之交时血压往往要较夏季增高 20 毫米汞柱，因此容易造成冠状动脉循环的障碍。所以，晨起锻炼前最好能喝杯白开水，冲淡血液。运动方式更要选择舒缓的，以免在锻炼中发生意外。

运动时不可空腹

有的人习惯早上起床就先去锻炼，练完再吃早饭，这样对身体不好。因为运动时身体会消耗大量的能量，经过一夜的消化和新陈代谢，前一天晚上吃的东西已经消化殆尽，身体中基本没有可供消耗的能量了，如果还在此时锻炼，很容易发生低血糖，对老年人来说尤其如此。所以，清晨运动前应该适当喝些糖水或吃点水果“垫一垫”，这样让身体得到一些启动的能量，会更有利于健康。

饭后不宜马上进行运动

现代人的生活习惯已经很少是“日出而作，日落而息”的了，晚上睡得晚，白天工作又多，不少人没有时间早上锻炼，所以有人就把锻炼的时间定在了晚饭后。能够坚持锻炼是件好事，不过饭后立即进行运动，哪怕是散步也是不利于健康的。这是因为饭后消化系统的血液循环大大增加，而身体其他的部位血液循环就会相对减少，如果马上开始运动，就会影响消化系统功能的发挥，使胃肠容易生病。所以，饭后30分钟后再进行运动为好。

选择好运动场地

秋天在林阴大道上慢跑，呼吸清新的空气有利于人体健康。但是在城市中，马路上车水马龙环境嘈杂，不少人为了省事，就在马路边慢跑来锻炼，其实这是很不健康的。因为秋季气候干燥，灰土容易飞扬起来，使空气受到污染，在马路边跑步，肺活量增加，会吸入更多的灰尘和汽车排出的有害气体，无形中增加了对身体的损害。所以，晨跑和锻炼最好选择在公园等安静又干净的地方进行，而不宜在马路边慢跑。

运动的同时保证足够的睡眠

锻炼健身一定要在最佳的精神状态和生理状态下，用饱满的情绪投入其中，才能取得强健身体的效果和精神情趣的愉悦。俗话说"春困秋乏"，进入秋季后，气候宜人，日照时间变短，利用这一好时机尽可能保证睡眠充足，不仅能恢复体力，保证健康，也是提高机体免疫力的一个重要手段。所以，在秋季要遵照人体生物钟的运行规律，养成良好的睡眠习惯，这时再加上有序科学的锻炼，身体才能越来越好。

爱心TIPS

运动时要讲究运动卫生，养成良好的运动习惯，如饭前、饭后避免剧烈运动；运动后30～40分钟再吃饭，饭后要休息1.5～2小时再参加运动；运动后不宜立即洗冷水浴或游泳等。

适合秋季的运动

秋季是运动的黄金季节，哪些运动适合秋季进行呢？

登高

秋季登高可增加肺通气量、肺活量，同时也可增强人体的血液循环，增加脑血流量，使小便酸度上升。此外，随着高度的不断上升，大气中的氢离子和被称作“空气维生素”的负氧离子的含量也越来越多，再加上气压不断降低，秋季登山能促进人的生理功能发生一系列变化，这对哮喘等疾病还可以起到辅助治疗的作用，并能降低血糖，增高贫血患者的血红蛋白和红细胞数。不过，登高也要因人而异。年老体弱者，登高时要避开气温较低的早晨和傍晚，登高速度要缓慢，上下山时可通过增减衣服达到适应周围温度的目的。高血压、冠心病等患者更要量力而行，以防产生不测。

慢跑

秋季非常适合慢跑。秋季慢跑能增强人体血液循环，改善心肺功能；改善脑的血液供应和脑细胞的氧供应，减轻脑动脉硬化，使大脑保持正常工作状态。跑步还能有效地刺激人体代谢，消耗能量，对减肥健美有利。对老年人而言，跑步可大大减少因不运动而引起的肌肉萎缩及肥胖症，降低心肺功能衰老的速度，还能降低胆固醇，减轻动脉硬化，从而起到延年益寿的作用。

冷水浴

许多人认为冷水浴不算一种运动。其实不然，所谓冷水浴是用5～20℃之间的冷水洗澡，这种温度的水对身体有一定刺激，而刺激的结果与运动后的身体状况相似，所以说冷水浴也是一种运动。秋季的自然水温正是在这一范围内。经常进行冷水浴，可加强人体神经的兴奋功能，可增加洗浴后的精神愉悦，让头脑更清晰。而且冷水浴还可增强人体对疾病的抵抗能力，这也是冷水浴被许多人称为“血管体操”的原因。此外，洗冷水浴

> **爱心TIPS**
>
> 登山是一种负重运动，运动时，膝关节承受了整个身体的重量，在登山过程中，膝关节有时会处于一种半屈状态，这会加重关节的负担，因此，骨关节炎患者不宜登山。

还有利于增强消化功能，可辅助治疗慢性胃炎、胃下垂、便秘等病症。

不过，进行冷水浴锻炼宜循序渐进，洗浴部位应由局部到全身，水温应由高到低，洗浴时间也最好由短到长。而且，并不是所有人都能进行冷水浴。那些皮肤对冷水敏感的人不宜进行冷水浴，否则会发生过敏反应；此外，患有严重高血压、冠心病、风湿病、空洞性肺结核、坐骨神经痛以及高热病人也不可进行冷水浴。

秋季不忘进行耐寒运动

秋季过后，就是寒冷的冬季了。许多人视“冷”为一种威胁，认为冷不利于人体健康。其实不然，人们只要善于利用冷，依然可以健康、长寿。医学专家将人们对寒冷的适应，称为“低温习服”或“冷习服”，就是在低温条件下，经过一段时间的锻炼，使人对低温产生一定的适应性，即对低温耐力的提高，对低温生理反应的减轻。任何物体对温度的变化都会产生热胀冷缩的反应，人体也是一样。当皮肤黏膜受到冷刺激时首先表现为血管收缩。鼻腔黏膜是呼吸道的门户，此处受冷风刺激后易导致血管收缩，血流减少，营养和氧气供应不足，新陈代谢率降低，免疫功能下降的情况，此时细菌、病毒等病原微生物便会乘虚而入，引发上呼吸道感染，也就是感冒。感冒又会引起一些并发症。心、脑血管的收缩更是如此，轻者头痛、头晕，重者脑血管破裂、堵塞，发生脑溢血和脑血栓，且心绞痛发作频繁，乃至发生心梗。“冷习服”能对人体产生良好的效应，可促进代谢，并可逐渐缓解人体对低温产生的过激反应。

在气候逐渐变冷的秋天，人们一般都以加衣盖被来御寒，但这是被动的、身外的。积极主动的办法是：尽早地进行耐寒或冷适应锻炼，增强人体抵御寒冷的能力，提高身体素质，以便在秋冬寒冷季节战胜寒冷，保护自己。

初秋健身可尝试冷水泳

随着盛夏酷热逐渐消退,一些游泳爱好者也收起了泳衣。但健身专家建议,初秋时节适当的冷水泳对健康更为有益,它既能达到满意的健身效果,也能为日后冬泳打下良好的基础。

初秋的冷水泳能对神经系统起到明显的刺激作用,可加快心跳速度,促进血流量,进而加速身体的新陈代谢。冷水泳对皮肤的刺激作用,可以有效地锻炼血管的收缩和扩张,长期坚持,能增强肌体的免疫力,达到良好的健身效果。

在气温低的时节里,游泳是非常好的健身项目,尤其是冬泳,不但可以加快人的基础代谢,促进血液循环,也能锻炼人的意志和培养团结协作精神。但练习冬泳应该逐渐过渡,最好从秋天开始锻炼,这样到了冬天才能享受冬泳的乐趣。

秋季进行冷水浴锻炼应注意几点

中医认为人和自然界是统一的整体。《黄帝内经·素问》中说:"人以天地之气生,四时之法成",对于自然界的各种周期性变化"人亦应之"。秋高气爽,气温、水温、人体体温比较接近,冷水对人体的刺激较小,此时开始冷水浴锻炼最为适宜。秋季冷水浴,只要坚持不懈,持之以恒,对冬季人体适应寒冷的能力及预防感冒大有裨益。

冷水浴锻炼应先活动身体进行热身,如出汗时应待汗干或用毛巾擦干后才可入浴。用双手快速地摩擦全身,从身体到四肢由上而下均匀摩擦,用力适度。感觉发热时,可将冷水先抹在脸、手臂和大腿等处。或将毛巾放入冷水中拧干后擦身体,让身体由

爱心TIPS

进行耐寒锻炼时,一定要把握好度,以不打喷嚏、不流鼻涕、不产生寒战为度。这要求人们在户外运动时,既要注意"动",又不宜"动"得大汗淋漓。

不适应逐步转为适应。当身体能够适应时，便可直接用冷水进行冲洗，边冲边摩擦。冲洗时间一般为10分钟（冬天为5分钟）左右，以身体能够适应为宜。浴后迅速用干毛巾擦干身体，穿上宽松的衣服，并用双手摩擦人体关节部位，以预防关节炎的发生。

秋季增强肺部功能的按摩法

秋季养肺，可避免发生感冒、咳嗽等疾病。养肺要增强肺部功能，可进行按摩。

摩鼻、浴鼻

有许多人鼻腔黏膜对冷空气过敏，秋季一到，便伤风、流涕。除去必要的治疗外，在夏秋交季之时，经常按摩鼻部很有好处。将两手拇指外侧相互摩擦，有热感后，用双手拇指外侧沿鼻梁、鼻翼两侧上下按摩30次左右，然后，按摩鼻翼两侧的迎香穴15～20次（迎香穴位于鼻唇沟与鼻翼交界处）。每天按摩鼻1～2遍，可增强鼻的耐寒能力，亦可治伤风、鼻塞不通。如果每日清晨或傍晚用冷水浴鼻则效果更好。方法是将鼻浸在冷水中，闭气不息，少顷，抬头换气后，再浸入水中，如此反复3～5遍。亦可用毛巾浸冷水后敷于鼻上。

躬身撑体

具体方法是端坐，全身放松，调匀呼吸。然后，两腿自然交叉，躬身弯腰，两手用力支撑，使身体上抬3～5次为1组。可根据个人体力，反复做3～5组。

注意：两臂支撑要用力，用力时，宜闭息、不呼吸。身体上抬时，要尽量躬身；双腿自然交叉，是为了避免借下肢的力量支撑身体。所以，要用臂力，腿不要用力。这种方法可以通达肺气，疏通肺的经脉，具有调养肺气的作用，对风邪伤肺及肺气虚损均有调养的功效。

捶背

具体方法是端坐，腰背自然直立，双目微闭，放松，两手握成空拳，反捶脊背中央及两侧，各捶 3 ~ 5 遍。捶背时，要闭气不息。同时，叩齿 5 ~ 10 次，并缓缓吞咽津液数次。

注意：捶背时，要从下向上，再从上到下，沿背捶打，如此算 1 遍，先捶脊背中央，再捶左右两侧。这种方法可以畅胸中之气，通脊背经脉，预防感冒着凉，同时具有健胃养肺的功效。

摩喉

上身端直，坐立均可，仰头，颈部伸直，用手沿咽喉部向下按搓，直至胸部。双手交替按搓 20 次为 1 遍，可连续做 2 ~ 3 遍。

注意：按搓时，拇指与其他四指张开，虎口对准咽喉部，自颏下向下按搓，可适当用力。这种方法可以利咽喉，具有止咳化痰的功效。

按天突

用拇指按压天突穴（在胸骨上窝中央）10 ~ 15 次。具有止咳平喘的功效。

说笑运动

笑是一种条件反射，是人们喜悦心情的反映，也是健康的象征。从生理、心理学观点看，笑是一种很好的健身运动。它能使肺部扩张，增加肺活量，并可消除呼吸道的异物，有效地提高呼吸机能，从而达到祛病健身、延年益寿的作用。此外，笑还能促进横膈膜的升降和内脏器官的活动，增进食欲；调节内分泌，提高机体抗病能力和缓解病痛；笑能提高心率，使血压上升、血流加快，对心脏起良好的按摩作用；它还可放松肌肉，舒筋活血，使肌肉得到更好的放松。尽管笑对健康大有裨益，但不宜过“度”。大笑时，交感神经兴奋，肾上腺素分泌增多，心跳和呼吸加快，再加上相关肌肉的运动，增加了身体耗氧量，冠心病人因缺氧往往会发生心绞痛、心肌梗塞和脑溢血等病。

第四篇

冬藏：

寒冷冬季做好健康储蓄

进入冬季以后，气候寒冷，草木凋零，万物生机潜伏闭藏，而这一季节也正是人体养藏的最好时刻。我们要做好健康储蓄工作，保护自己的阳气，养精蓄锐。同时，还要做好避寒就温工作，为健康投资。

冬季健康在于“藏”

冬季健康在于“藏”

进入冬季后，草木枯萎，地冻虫伏，万物闭藏。人与自然是相应的，当自然界进入闭藏的冬季后，人体的阳气也应潜藏于内。因此，要想在冬季保持健康，其基本原则也应讲究“藏”。人体阳气闭藏后，人体新陈代谢变慢，要保持体力，就需要肾来发挥作用，以保证人体适应自然界的变化。冬季养生，一定要保证肾脏的功能正常，否则，就会使新陈代谢失调而生病。冬季，应该怎样进行“藏”才能保障健康呢？

做好精神调养

进入冬季后，要重视精神调养。除了重视保持精神上的安静以外，在神藏于内时还要学会及时调适不良情绪，当有紧张、激动、焦虑、抑郁等情绪时，应尽快恢复心理平静。同时，在冬季还要防止季节性情感失调症的发生。所谓季节性情感失调症，是指一些人在冬季易发生情绪抑郁、懒散嗜睡、昏昏沉沉等现象，并且年复一年地出现，这种现象多见于青年，尤其是女性。预防的方法是多晒太阳，这是调养情绪的天然疗法。

学会饮食进补

中医认为冬季应养藏，对饮食而言，就应以“藏热量”为主，所以，冬季非常适合食补。冬季进补的最佳时期是立冬后至立春前的日子。不过需要指出的是，冬季进补要因人而异，体弱、生病的人应进补，身强体健、没病的人无需进补。冬季气温过低，人体为了保持一定的热量，就必须增加体内糖、脂肪和蛋白质的分解，以产生更多的能量，适应机体的需要，所以冬季必须多吃富含糖、脂肪、蛋白质和维生素的食物。其他如药酒、药粥等，可根据各自的体质情况选用。当然，冬季也可以进行药补，常用的补益中药有补气类、养阴补血类。除药补外，也可以进行食补，冬季可以多吃些具有进补功能的食物。另外，人们还应遵循“少食咸，多食苦”的原则。冬季饮食切忌黏硬、生冷，因为此类食物属“饮”，易使脾胃之阳气受损。

重视起居

《黄帝内经》记载：“早卧晚起，以待日光。”即冬天要早睡、晚起。冬季起床以太阳出来为益，尤其是老人；冬季穿衣要讲“衣服气候”，衣服里层与皮肤间的温度应始终保持在 32 ~ 33℃，这种理想的“衣服气候”，可缓冲外界寒冷气候对人体的侵袭。冬季要健康，还要重视双脚的保暖。由于脚离心脏最远，血液供应少且慢，因此脚的皮温最低，而且最易受寒。足部受寒，可引致腹泻、月经不调、阳痿、腰腿痛等病症，因此冬季一定要注意足部保暖。

> **爱心TIPS**
>
> 尽管冬季天气寒冷，也应经常开门窗通风，保持空气流通。调查发现，在空气不流通的室内，空气中的病毒、细菌飞沫飘浮时间可达 30 余小时，人吸入后极易感染疾病。

冬季不可缺少运动

俗话说：“冬天动一动，少生一场病；冬天懒一懒，多喝药一碗。”简单而生动地表达了冬季运动的重要性。冬季多参与室外运动，使身体接受适当的寒冷刺激，可使心脏跳动加快，呼吸加深，体内新陈代谢加强，身体产生的热量增加，有益健康。

冬季，别让健康误区伤了你

在冬季保健观念上，许多人存在着误区，总是“想当然”地认为自己应该怎样做。但这种“想当然”的保健观念往往对健康极为不利。在隆冬时节，有哪些误区会伤害健康呢？

误区一：戴口罩可防冷、防病毒

进入冬季后，许多人喜欢戴口罩防冷、防病毒。其实不然。鼻黏膜里有丰富的血管和海绵状血管网，血液循环十分旺盛，当冷空气经鼻腔吸入肺部时，一般已接近体温，不会对肺产生刺激，戴不戴口罩都是如此。另外，人体的耐寒能力应通过锻炼来增强，若依赖戴口罩防冷反而使人体变得娇气，更容易患感冒。

误区二：衣服穿得越多越好

冬季严寒，许多人为了保温防寒，喜欢将自己裹得里三层外三层，“捂”得严严实实，认为穿得越多越暖和，事实并非这样。衣服本身无法产生热能，衣服之所以能保暖是因为衣服与肌体、衣服与衣服之间有一个良好的气层，并形成小气候区，减缓了外界冷空气和肌肤的热空气之间传导，从而保存了人体本身的热量，让人感觉到温暖。诚然，一件又一件衣服穿上后，形成的空气气层和整体厚度增加，保暖能力也就得到了巩固，但当整体厚度超过 1.5 厘米时，衣服内空气对流明显加大，反而使人体热量的传导加快，衣服的保暖能力也大打折扣；从生理方面来看，穿衣过多，会抑制人体调节机能的敏感性，减弱人体御寒能力。

误区三：蒙头睡觉

冬季，许多人睡觉时喜欢把头蒙在被窝里。尽管这会给人暖和之感，但却不利于健康。因为随着呼吸，被窝里的氧气会越来越少，二氧化碳和不洁气体却越积越多，这会加重睡眠缺氧的情况。因此，蒙头大睡的人醒来后会感到昏昏沉沉、疲乏无力。不管哪个季节，都不宜蒙头睡觉。

误区四：依赖空调

进入冬季后，由于天气寒冷，许多人为了保暖喜欢开空调，且长时间把空调温度调得很高。这的确会让人觉得舒适，但如果在空调制造的这种温度中呆得过久，就会发生鼻塞、口干、咽喉干燥、头痛、免疫功能下降等不舒服的症状，在严冬室内外温差过大的时候尤其如此。一旦走出空调屋，人体很难适应这种温差，极易感冒；心脑血管疾病患者则极易发生心肌梗塞、面神经瘫痪、中风，甚至出现生命危险。因此，冬季应该科学使用空调。用空调时，不妨在室内放一盆水，以保持室内的湿度。出门时，可关掉空调，使温度降下来，适应一会儿再出门。晚上睡眠时，空调温度宜控制在 15 ~ 18℃之间。有感冒或其他传染病患者的家庭，应该停止使用空调。

误区五：热水洗脸

冬天许多人喜欢用热水洗脸，但这种做法却不利于健康。要知道冬天人的面部在冷空气刺激下，汗腺、毛细血管呈收缩状态，当用热水洗脸时，汗腺、毛细血管会迅速扩张，但热量散发后，又恢复低温时的状态。毛细血管这样一张一缩，极易使人的面部产生皱纹。

误区六：饮酒御寒

冬季，许多人喜欢借助酒力来御寒。事实上，这种做法是不对的。饮酒只能给人暖身的感觉，暖身感觉过后将是更加的寒冷，而且还对机体的健康不利。人体的热量是机体通过蛋白质、脂肪和糖的转化代谢产生的，酒不含蛋白质、脂肪和糖，它能给人暖和的感觉主要是由于酒精刺激机体发生的血管扩张、代谢加快的结果（10 克酒精在人体内氧化时仅能放出 71 卡热量，这对保持人的体温是微不足道的），这种“暖和”是极其短暂的，而且短暂的“暖和”过后很快便寒意临身，并且往往比饮酒前更加寒冷。而这种寒冷则意味着人体免疫能力的减弱和防寒能力的降低，甚至丧失，病毒和细菌有可能乘虚而入，就很容易着凉感冒或造成其他疾病。

误区七：手脚冰冷用火烤

冬天手脚长期暴露在外，血管收缩、血流量减少。此时，如果马上用火烘烤、暖身会使血管麻痹、失去收缩力，出现动脉瘀血，毛细血管扩张，渗透性增强，局部性瘀血等症状，轻的形成冻疮，重的造成组织坏死。所以，冷冻的手脚只能轻轻揉擦，使其慢慢恢复正常温度。

误区八：冬季饮食多荤少素

肉类食品含有丰富的蛋白质和脂肪，可以供给人体热量，特别是狗肉、牛羊肉等荤食还有温热的药效作用，适当多吃一些能增强人体的抗寒能力。而蔬菜、水果等素食是维生素、尼克酸、矿物元素等微量营养素的来源，这些微量营养素将参与高热量食物的代谢，如果缺少它们，高热量荤食将无法发挥抗寒能力，机体也会发生健康危机。因此，冬季饮食应该荤素搭配，确保人体得到均衡的营养。

误区九：洗澡防瘙痒

洗澡不仅能清洁皮肤，还能促进血液循环，但是冬季洗澡却不宜过勤。因为洗澡时水温较热，加上用的香皂较多，时间一长，皮肤就容易出现脱屑发痒的现象。另一方面，由于冬天气温低，皮肤表面的保护膜恢复很慢，上次洗澡破坏的保护膜还没有得到恢复，又洗第二次澡，这样易造成皮肤缺水，这也是不少中老年人皮肤瘙痒久治不愈的原因之一。在冬季，最好隔5～6天洗浴1次，水温不宜过高，而且

> **爱心TIPS**
>
> 进入冬季，许多人会出现浑身发痒的现象，这是由于细菌、皮屑附着在皮肤上导致的。出现瘙痒现象时，切不可用手抓，否则极易抓破皮肤引起继发感染。最好的防治方法是多饮水，多吃新鲜蔬菜、水果。

最好选用硼酸浴皂，这样可以减轻皮肤干燥和痒感的发生。

误区十：冬季少喝水

许多人认为冬季白天短，活动量相对较少，出汗较少，因此很少喝水。这种做法对健康非常不利。事实上，由于冬天人体与外界温差大，人体与空气的热交换更显著，人体的热量和水分会不断通过蒸发和汽化方式向空气扩散；另一方面，冬季空气本身就十分干燥，人体的水分更容易被吸走。因此人体在冬季时比在夏季时更容易缺水。另外，水是保障人体恒定温度的不可少的物质，在相同条件下容纳的热能比其他物质多。因此，冬季应该经常喝水，这样既可补充体内的水分，又能贮藏更多的热量。

大话冬季性生活

冬季气温骤降，寒风凛凛，性生活也应掌握“养藏”的原则，这样才有利于身体健康。冬季性生活为什么也要“养藏”呢？原来，气温较低时，从机体本能保护的角度来看，活动会相对减少，并需要摄取更多的热量，因此，冬季性生活也要随之减少，而且在过性生活时要注意性保健。

性生活要适度

适度的性生活会让男女双方身心愉快、精力充沛，过度的性生活会使男女双方感到疲惫，无精打采。那么怎样才能掌握性生活的频率呢？性生活频率可因人而异。身体强健的，次数可多些，年老体弱者，次数要少些，患有严重疾病者宜禁止性生活。怎样才算性生活适度呢？其自测方法是：观察性生活次日的身体状态。性生活次日，如双方身心愉快，精力充沛，即说明性生活是适度的。如果性生活次日，双方均感到疲倦乏力，头昏眼花，甚至出现畏寒怕冷的情况，这说明性生活频率不合适。

性生活时做好保暖工作

冬季气温较低，如果夫妻不加保护地过性生活，极易引发伤风感冒。

由此引起的感冒症状一般较重，病程也较长，严重影响身体健康。因此，冬季夫妻过性生活时一定要注意保暖防寒，避免感冒。过性生活之前，可开会儿空调，合理使用棉被等，适当提高室内温度。

酒后不可进行性生活

天寒地冻的时节，许多人喜欢饮上几杯酒来御寒，甚至来助性。医学研究表明，饮酒御寒是不科学的，而酒后行房或以酒助性，那更是错上加错。酒精是一种性腺毒素，过量饮酒会使性腺中毒，使血中睾丸酮水平低降至70% ~80%，严重时，男子还会发生阳痿。

饮食可助性

冬季气温下降，这势必影响人体的阳气升发，使血液循环相应迟缓，人体抵抗力下降，同时人体的性功能也会有所下降。因此，冬季宜对性生活进行调摄，而饮食进补是非常好的方法。不过冬季男性的食疗应与其他季节有所不同，应以藏精御寒为主。因此，男性冬季时可多摄入一些营养丰富、温肾填精的食物，如羊肉；也可以果蔬补体，多吃富含维生素A、B、C的食物，如白菜、白萝卜、胡萝卜、豆芽、油菜、苹果、橘子等。此外，冬季脾极易受寒困，应多吃些粳米、莲子、芡实等温性运脾的食物。

爱心·TIPS

冬季早晨不适合过性生活。这是因为清晨醒来，不但宁静的室内外环境被打破了，而且还要筹划当天的事务，此时要行房事，性生活的质量未必理想，而且对身体也是有害的。如果是在寒冷的季节，更会影响身体健康。因为性生活后机体御寒能力较差，起床后很容易招致病邪。

冬季保健康，情绪调节不可少

研究发现，气候会严重影响人类的心理及生理健康。特别是进入寒风瑟瑟、草木凋零的冬季后，许多人都会出现情绪低落、懒慵乏力、嗜睡、贪食、对所有事情缺乏兴趣等“冬季抑郁症”(季节性情绪失调症)的症状。为什么冬季会出现情绪上的疾病呢?

出现冬季抑郁症的原因

冬季抑郁症的发生与冬季阳光照射少,人体生物钟不能适应日照时间短的变化有关。这种不适会导致人体生理节律紊乱和内分泌失调,进而使情绪与精神状态发生紊乱。研究发现,人体大脑里的腺体松果体对阳光十分敏感,当阳光强烈时,松果体会受到阳光抑制,较少分泌激素。反之,如果阳光强度降低时,松果体就会分泌出较多的激素。而松果体分泌的激素可调节人体内其他激素含量。当它分泌多时,人体内的甲状腺素、肾上腺素分泌就会减少,血液中的浓度也会降低。这两种能唤起细胞兴奋的激素减少了,细胞的兴奋性也会降低,变得不活跃,人就会处于抑制状态,出现情绪低沉、身体疲惫等情况。

易患冬季抑郁症的人群

冬季抑郁症的患者以青年为主,年龄集中在20~30岁之间。常年在室内工作的人,特别是体质较弱或极少参加体育锻炼的脑力劳动者,以及平素对寒冷比较敏感的人,较一般人更易产生冬季抑郁症。医学研究发现,冬季抑郁症通常起病于成年期,平均起病年龄是23岁,女性是男性的4倍。

冬季抑郁症的危害

冬季抑郁症患者开始时仅仅是轻微的情绪障碍,主要症状为轻度心情不佳、忧伤,认为生活没有意思,高兴不起来。如果这些情绪不能及时排解,就会出现焦虑症状,食欲、睡眠等生活能力也会下降,同时还会出现精力缺乏、自我评价低、精神运动迟滞等

爱心TIPS

千万不要给自己乱贴标签,以免由于人为强调季节因素和过分感知他人情绪而妄下“抑郁症”的论断。但假如你的不良情绪反应确实持续了2周以上,则最好尽早前往精神专科医院就诊或是寻求专业的心理辅导。

症状。如果此时的这些情绪障碍还不能及时宣泄或加以疏导,就有可能积郁成疾,严重者还会出现自杀倾向。

防治冬季抑郁症的办法

防治冬季抑郁症,可用下面的方法:

◎ 加强日照和光照。美国科学家研究发现,每天照射一定量的太阳光或明亮的人工光线,可以减少冬季抑郁症病人的自杀念头。当阴雨天或早晚无阳光时,尽量打开家中或办公室中的全部照明装置,使屋内光明敞亮。人在这种光线充足的条件下进行活动,可调动情绪,增强兴奋性,减轻或消除抑郁感。

◎ 适当、适时进补些糖类食物。当冬季出现阴天、雪天之时,人们应增加糖类摄入,以提高血糖水平、增加活力、减轻忧郁,但糖尿病患者除外。

◎ 多吃一些富含B族维生素的食物。冬季,人们可以多吃一些富含B族维生素的食物,如小麦、玉米等,还可适当服用一些复合维生素B族以调节精神情绪。此外,咖啡、浓茶等饮料有一定的提神作用,适量饮用能减轻或消除忧郁现象。

◎ 冬季也要多进行户外运动。在工作之余,到室外空气清新、场地宽敞的地方散步、跑步、练太极拳、跳健身舞等,都能调动情绪,缓解抑郁。

健康度暖冬的妙招

近年来,随着全球气候的变化,冬季气温越来越高。要健康度暖冬,可采用下面这几个妙招:

经常为居室通风换气

冬季来临,室内的污染高达室外的数倍,甚至十几倍。这是因为冬天很多人喜欢呆在室内,而室内往往得不到充足的氧气和光线,多种病毒、病菌容易滋生和繁殖的缘故。

冬季每天最好开窗换气不少于两次,但由于室外空气相对较冷,每次通风时间也不宜过长,15 ~ 30 分钟为宜。用煤炉取暖和使用燃气热水器的家庭更要注意安装通风装置。此外,在室内放一台小型高效负离子发生器,对保持空气流通和新鲜也是很好的方法。当然也可以定期采用食醋熏蒸、臭氧紫外线或者点卫生香等措施对室内空气进行消毒。

保持适宜的居室湿度

空气湿度对呼吸道疾病的影响重大。冬天的空气干燥,湿度较低,导致病菌的滋生和传播,加上暖气和空调的使用,病菌更易漂浮在空气中,并随着呼吸,进入人体内,黏附在呼吸道上,引发呼吸道感染。

按照国家室内空气质量标准要求,冬季室内空气湿度标准为 30% ~ 60% 。保持适宜的室内湿度可采取以下一些措施:多喝开水;室内生炉子或取暖时,可以在炉子上烧一壶水,使水分蒸发;在室内晾一些潮湿的衣服、毛巾等;在地面洒水,放一盆水在室内,使用空气增湿器或负氧离子发生器等,增加空气中的水分含量,增强人体的舒适度,从而避免呼吸道疾病的发生或减轻其症状。

积极参加运动

专家提醒,避免或减少冬季呼吸道疾病的根本办法是加强锻炼,增强体质,提高自身的抗病能力。锻炼的方法很多,如散步、慢跑、做广播操、打太极拳等,但必须遵循因人而异、循序渐进、量力而行、持之以恒的原则。同时,要适当休息,保持正常的生活规律,保证充足的睡眠,避免过度劳累,减轻心理压力,提高机体抵御疾病的能力。还要注意均衡饮食,少吃辛辣食物,多吃清淡、易消化和富含维生素的水果蔬菜。

尽量少去公共场所

由于冬季天气寒冷、门窗封闭较严和人们在室内活动的时间增多,室内二氧化碳浓度比夏季高很多。一些大型的商场等公共场所,由于人员密度过大,二氧化碳浓度会更高。因此,应尽量少去高危场所和人口密集的公共场所，如非去不可时最好戴口罩；平时应注意保持勤洗手、勤洗澡、勤换衣、勤晒衣服和被褥等良好的个人卫生习惯，饭前便后、外出归来以及打喷嚏、咳嗽和清洁鼻子后，都要立即用流动水和肥皂洗手；经常清洗上呼吸道，减少细菌、病毒在呼吸道内的存留，如果身边有流感病人则应及时采取消毒、隔离等措施。

养一些有益的绿色植物

要轻松健康过冬，我们还可以通过绿色植物来帮助净化空气。因为一些绿色植物可以吸收空气中的有害气体。大家根据自身需求选盆适合自己的植物。常青藤、铁树等可吸收苯和有机物；茶花、仙客来、紫罗兰、晚香玉、牵牛花、石竹、唐菖蒲等可以吸收有害气体；吊兰、芦荟、虎尾兰等能够吸收甲醛等有害物质，消除并防止室内空气污染。有研究表明，在 24 小时照明的条件下，芦荟可以消灭 1 立方米空气中 90% 的甲醛。

隆冬时节，饮食重滋补

冬季饮食进补的原则

冬季的气候特点为“寒”。寒为阴邪，而冬季人体受外界影响，阴气也相应增加，此时的“寒”可伤及人体的阳气。冬季人体为抵御严寒，需要储存更多的能量和营养物质，因此冬季到来时，营养物质在体内也最易吸收和储存。冬季是饮食进补的最佳时节。冬季饮食进补应坚持哪些原则呢？

重视热量补充

冬季气温低，人体需要增强御寒能力，因此要注意多吃些热源食物，增加热能的供给。碳水化合物、脂肪丰富的食物大多有较强的耐寒能力，而富含优质蛋白的肉、蛋、奶、豆等食物，对于冬季的热量补充有着非常大的贡献，冬季可多吃此三类食物。另外，冬天的食物制做方法也应该以热食为主，以煲菜、烩菜、炖菜或汤菜等为最佳。

增加温热食物

温性、热性食物有助于保护阳气，如胡桃、栗子、大枣、荔枝、橘子、柚子、松子等果品，牛肉、羊肉、鸡肉、狗肉、火腿等肉类，辣椒、大蒜、生姜、蘑菇、韭菜、香葱等蔬菜，都有保护阳气的作用，常吃此类食物可使冬季的畏寒症状得到明显改善。

补充蛋氨酸

蛋氨酸通过转移作用，能提供耐寒所必需的甲基，因此多吃芝麻、葵花籽、乳制品、叶类蔬菜等含蛋氨酸丰富的食物，能有效防寒。

矿物质不可忽视

矿物质缺乏的人在冬季易畏寒，而矿物质在根茎类蔬菜中的含量比较多，因此要多吃胡萝卜、百合、山芋、藕、青菜、大白菜等根茎类食物。

矿物质中的钙在人体内有着非常重要的作用，它的含量能影响到人的心肌、血管和肌肉伸缩性、兴奋性，补充钙质还能有效提高机体御寒能力，牛奶、豆制品、虾皮、海带、发菜、芝麻酱等都属于钙含量较为丰富的食物。

硒元素对于保肝护肝、预防心血管疾病有效，因此，动物肝脏、牡蛎、瘦肉、富硒茶等富含硒元素的食物可以适当吃些，以补充人体硒含量，达到保肝护肝，预防心血管病的目的。

贫血妇女体温低、产热量少，新陈代谢明显降低，比一般人更怕冷，因此要常吃动物血、蛋黄、菠菜等含铁多的食物。

> **爱心TIPS**
>
> 在冬季进补，不妨采用"膏滋"和"底补"两种方法。所谓膏滋是指有滋补作用的中药复方经多次加热煎煮后，加糖、胶而熬制成的稠厚半固剂型。所谓"底"是打基础，在这样的基础上，服补药可增加滋补效力，但又不会发生"虚不受补"的现象。

注意补充维生素

冬季时人们容易出现口角炎、唇炎、舌炎等疾病，这是由于寒冷气候使人体抗氧化功能增强后，机体维生素代谢发生变化造成的，而及时补充这些维生素，能有效预防这些炎症的发生。因此多吃动物肝脏、鸡蛋、牛奶、豆类、胡萝卜、南瓜、红心红薯和新鲜蔬果等含维生素 B_2、维生素 A、维生素 C 的食物，能有效解决维生素缺乏的问题。

多吃咸，多吃苦

冬季宜于养肾，肾主咸，所以冬季可适当多吃咸。但为防止肾水更旺，导致心阳减弱，冬季还应多吃苦味食物。因为心属水，主苦，苦味能助心阳，抵御肾水过旺。

适用冬季滋补的肉类食物

适于冬季进补的肉类

冬季饮食重在滋补，其中用来滋补的肉类食物主要包括下面这几种：

羊肉

冬季是吃羊肉的最佳季节。冬季人体的阳气潜藏于内，人体极易出现手足冰凉、气血循环不畅的现象。羊肉肉质细嫩，易消化，高蛋白、低脂肪，含磷脂多，胆固醇含量却较少，是冬季防寒温补的美味，可收到进补和防寒的双重效果。冬季常吃羊肉，不但可增加人体热量，抵御寒冷，还可增加消化酶，保护胃壁，修复胃黏膜，帮助脾胃消化，抗衰老。不过并不是所有人都可吃羊肉，发热的病人、腹泻的病人和体内有积热的人最好不要食用。

牛肉

冬季吃些牛肉，对健康非常有益。牛肉是一种高蛋白、低脂肪的食物，味道非常鲜美，有“肉中骄子”的美称。研究已发现，牛肉所含的氨基酸组成更接近人体需要，经常食用可提高人体抗病能力，特别适合生长发育及术后、病后调养的人。寒冬时节吃牛肉还可起到暖胃作用，对人体有补益。

鲫鱼

鲫鱼肉质细嫩，鲜美可口。在寒风瑟瑟、冷气袭人的冬季，鲫鱼肉肥籽多，味尤鲜美，补益之功亦大。

鲫鱼营养丰富，具有开胃健脾、利水消肿、滋养通乳、清热解毒的作用，对脾胃虚弱、食少乏力、肾炎水肿、肝病腹水、产后缺乳、痢疾、便血等症有直接或辅助治疗的效果。烹食鲫鱼的方法很多，清蒸或煮汤营养效果都佳，鲫鱼豆腐汤营养最佳。

不过需要指出的是，鲫鱼不能和鸡、羊、狗、鹿肉同食，同食则易生热，影响身体健康。

冬季吃肉讲究搭配

冬季，用肉做菜时，要讲究搭配，使肉的营养价值发挥到更高。

◎ 牛肉搭配土豆。牛肉富含营养，可强健脾胃，但牛肉纤维粗，对胃黏膜有刺激作用。烹制牛肉时放些土豆，可起到护胃作用，而且土豆也很有营养。另外牛肉配芋头，能补中益气，并有缓解便秘的作用。

◎ 羊肉搭配生姜。羊肉具有补血温阳的作用，生姜可止痛祛风湿，两者搭配，生姜可祛除羊肉的腥膻味，有助于发挥羊肉温阳祛寒的功效；另外，羊肉和山药搭配，可补血、强身、通便；羊肉和香菜搭配，有开胃、壮阳之功。

> **◎ 爱心TIPS**
>
> 一周吃一次牛肉即可，不可食之太多。另外，应少食牛脂肪，否则会增加体内胆固醇和脂肪的积累量。

◎ 鱼肉搭配豆腐。鱼肉富含蛋氨酸，少含苯丙氨酸；豆腐却与之相反，两者搭配，可取长补短。此外，豆腐含有较多钙，正好借助鱼体内维生素 D，提高人体对钙的吸收率，老年人和孕妇不妨多吃。

◎ 鸡肉搭配栗子。鸡肉有助于提高人体造血功能，栗子可健脾，有利于人体吸收鸡肉的营养成分。老母鸡汤煨栗子最益身体健康。

◎ 鸭肉搭配山药。鸭肉具有补水、补阴、消热、止咳的作用，而山药有强大的补阴效果，二者相配，不但可消

> **◎ 爱心TIPS**
>
> 人们在喝粥时，最好在温热的时候喝，而不能凉了以后再喝。具有补益作用的药粥宜在早晨空腹喝，而具有安眠作用的药粥，临睡前喝效果最佳。

除鸭肉的油腻，还有补肺的作用。

◎ 猪肉搭配洋葱。洋葱有促进脂肪代谢、降低血液黏稠度的作用，与猪肉相配，可减少吃猪肉脂肪高的副作用。

适合冬季食用的滋补粥

粥是我国的传统食品，在寒冷的冬季喝上一碗热乎乎的粥既有利于健康，又有助于御寒。那么，冬季人们可以食用哪些粥呢？在寒冷的冬季最宜常服温性热粥，适用于冬季进补的食品有牛羊肉、鸡肉、狗肉、枣、莲子、山药、核桃、龙眼、芝麻、木耳、蜂蜜等，如将上述食物与粥同煮，能暖中御寒，温补元阳，使人精力充沛。

二乳粥

材料：鲜牛奶250克、鲜羊奶120克、粳米90克。

调料：白糖适量。

做法：粳米淘洗净，用清水浸泡30分钟左右。锅置火上，加入适量清水煮沸，放入牛奶和羊奶和粳米，熬煮成粥。

功效：这款粥具有补虚、润脏的作用。体质虚弱、气血亏损、病后虚羸、便秘等病患者可多食用此粥。

鸡汁粥

材料：母鸡1只、粳米100克。

调料：盐适量。

做法：母鸡宰杀好后，去内脏，洗净。粳米洗净，用清水浸泡30分钟。砂锅置火上，放入母鸡，加入适量清水，浓煎成鸡汁，放入盐即可；将鸡肉及部分鸡汁倒出，留适量原汁鸡汤，放入粳米及适量清水，大火煮沸，小火煮至粥稠即可食用。

功效：鸡汁粥可滋补气血、安养五脏。体虚、精血亏损、肾气不定、产妇营养不足等病症患者可经常食用。

芝麻粥

材料：芝麻50克、粳米100克。

做法：芝麻去杂，洗净，晾干备用；粳米洗净，用清水浸泡30分钟。炒锅置火上，烧至锅热关火，放入芝麻炒至热，待凉后再研成细末。另一锅置火上，加入适量清水烧沸，放入粳米及芝麻末同煮至熟。

功效：经常食用芝麻粥可益寿延年，同时具有润肺的作用。便秘、肺燥、咳嗽者可经常食用此粥。

核桃粥

材料：核桃仁30克、大米50克。

做法：核桃仁洗净，待干后拍碎备用；大米洗净，用清水浸泡30分钟。锅置火上，加入适量清水烧沸；加入核桃仁碎及大米煮至粥熟即可食用。

功效：核桃粥可补益身体。老年人及小孩等体弱者可经常食用。

菊花粥

材料：鲜菊花60克、粳米100克。

调料：白糖适量。

做法：鲜菊花洗净，粳米洗净，用清水浸泡30分钟。砂锅置火上，加入适量清水，入菊花煎浓汁；捞出菊花，再加入适量清水烧沸，加入粳米煮成粥。吃时用白糖调味。

功效：此粥具有散风热、清时火、明目等功效，可治疗秋冬季风热型感冒、心烦咽燥、目赤肿痛等病症，同时也可防治心血管疾病。

栗子粥

材料：粳米 250 克、栗子 50 克。

调料：白糖适量。

做法：粳米洗净，用清水浸泡 30 分钟；栗子洗净，用刀将栗子切开；锅置火上，加入适量清水，放入栗子，烧开，取出栗子，剥去外壳，将栗子肉切成丁备用。另一锅置火上，加入适量清水烧沸，加入栗子丁和粳米煮至栗子酥烂，粥汤稠浓，加入白糖即可食用。

功效：栗子粥可养胃补肾、壮腰膝、强筋骨。肾虚腰酸、腿足无力及中老年多尿者可经常食用此粥。

梨子粥

材料：梨子 2 个、粳米 100 克。

调料：冰糖适量。

做法：梨子用清水洗净后，用刀连皮带核切碎，粳米洗净，用清水浸泡 30 分钟。锅置火上，加入适量清水，放入粳米及梨子煮至浓稠时，再加入适量冰糖稍煮片刻即可食用。

功效：此粥可生津润燥、清热化痰，还对口干鼻燥、干咳无痰等病症有治疗效果，适合秋冬季常食。

冬季滋补多吃黑色食物

俗话说："冬令进补，三春打虎。"冬季进补是我国传统健体强身、扶持虚弱的自我保健方法之一，虽然许多人在冬季进补时喜欢吃参茸虫草、鸡鸭鱼肉等大补的食物，但事实上，日常生活中的许多简单食物也具有养生保健、健体抗衰的作用，下面要讲到的黑色食物就是其中一种。

黑色食物种类

所谓黑色食物，主要是指含有黑色素及带有黑色字眼的粮、油、果、蔬菜、菌类食物。日常生活中人们经常食用的黑色食物主要有：黑米、黑麦、紫米、黑荞麦、黑豆、黑芝麻、黑木耳、黑香菇、紫菜、发菜、海带、黑桑葚、黑枣、栗子、黑松子、黑葡萄、乌骨鸡、海参等。

黑色食物之所以呈黑色，是因为食物中含有花色苷。花色苷是多元酚的一种，抗氧化作用强，可清除人体内的活性氧，保护人体细胞免遭破坏，具有防癌抗癌的作用。经常食用黑色食物，可调节人体生理功能，刺激内分泌系统，促进唾液分泌，有利于促进胃肠消化、增强造血功能、提高血红蛋白含量，同时还可起到滋肤美容、乌发、延缓衰老的作用。

冬季要多吃黑色食物

冬季气候凉寒，万物闭藏，正是人体休养生息的好时候，此时进补，有利于滋养脏腑，培补正气。冬季经常食用黑色食品，可益肾强肾，增强人体免疫功能，延缓衰老。虽然羊肉、狗肉等食物也可温肾壮阳，但黑色食物与这类食物不同，它们不但营养丰富，而且大多性味平和，补而不腻，食而不燥。那些肾气渐衰、体弱多病的老人及处在生长发育阶段、肾气不足的幼儿经常食用，特别有益。

研究发现，食物营养与食物色彩的关系非常密切，食物色彩越深，食物的营养价值就越高。与同类普通食物相比，黑色食物含有更高的蛋白质、脂肪、氨基酸、维生素以及人体所必需的钙、铁、锌、硒等矿物质。而且黑色食物的营养结构非常合理，质量也非常好，人体极易吸收。植物性黑色食物含有较多的脂肪，其脂肪成分多为不饱和脂肪酸，可为脑细胞提供充足养分，同时也可防止血液胆固醇沉积，有利于脂溶性维生素的吸收。另外，黑色食物富含 B 族维生素，尤其是维生素 B_2含量非常高。在日常生活中，人们多吃黑色食物，可弥补我国传统膳食钙、铁、磷比例失调的缺陷，对人体健康非常有益。下面介绍几种日常生活中经常食用的黑色食物：

◎ 黑米。是一种药、食兼用的大米，营养丰富，其 B 族维生素、铁、钙、磷、硒、镁、铜、锌等营养物质的含量都比白米高。经常食用黑米可滋阴补肾、健脾暖肝、补血益气、增智补脑、增强新陈代谢、明目活血。黑米还对贫血、高血压、神经衰弱、慢性肾炎等疾病有治疗效果。

◎ 黑荞麦。黑荞麦也是人们经常食用的食物之一，营养丰富，其中蛋白质含量为13%、脂肪含量为3%，油酸和亚油酸的含量也非常高。此外黑荞麦还富含维生素 P、B_1、B_2、维生素 E 及微量元素镁、铁、钙、铜等，其中铜的含量居各种粮食之首。经常食用黑荞麦，可消食、化积、止汗、消炎。因此，医学临床还用黑荞麦治疗高血压、控制糖尿病、增强视力、防治白内障及视网膜炎。

◎ 黑豆。又称乌豆，是一种常见的黑色食物，富含维生素、卵磷脂、核黄素等人体所必需的营养物质。黑豆中的维生素含量也非常高，尤其是 B 族维生素（B_1、B_2）和维生素 E。经常食用黑豆，有助于补肝肾、强筋骨、暖肠胃、明目活血、利水解毒，同时还可滋润肌肤、乌须黑发。

◎ 黑芝麻。黑芝麻富含油酸、亚油酸、卵磷脂、维生素 E、蛋白质及钙、铁等人体所需的营养物质，经常食用，可补养肝肾、健脑润肺、养血乌发、坚筋骨、防衰老。而且黑芝麻所含维生素 E 量居植物食物之首，经常食用，可帮助机体抗氧化，有延缓衰老、延年益寿的作用。黑芝麻还可减少血液凝块，防止动脉粥样硬化及冠心病的发生。

◎ 黑木耳。黑木耳是人们非常喜欢吃的菌类食物之一，味道鲜美，营养丰富，可药、食兼用。黑木耳富含碳水化合物、蛋白质、铁、钙、磷、胡萝卜素、维生素等营养物质，具有益气补血、凉血止血、润肺镇静、清洁胃肠、乌发美容等功效。

◎ 爱心TIPS

用黑米做粥时，不妨放些红豆、莲子、花生、桂花等食物。黑米和这些食物一起煲粥，不仅味道甜美，还具有补肝益肾、丰肌润发的功效。

经常食用，可防治动脉硬化、高血压、冠心病、脑血栓、心肌梗塞等疾病。

◎ 黑色海藻、海带、紫菜。此类黑色食物富含碘、钙、镁、铁等矿物质，经常食用，可利尿、消肿、清血热、降血压，具有防治高血脂、冠心病、糖尿病及治疗甲状腺肿大的作用。

◎ 海参。海参的营养价值极高，富含蛋白质、钙、磷、铁、碘及多种维生素和海参素。海参中的脂肪较少，而且不含胆固醇，因此动脉硬化、高血压、冠心病等患者可用海参食疗。海参味甘性温，能补肾壮阳、滋阴养血，可治阳痿、早泄、尿频、贫血等症。

黑色食物进补食谱

尽管黑色食物营养丰富，但如果在烹制过程中不讲究方法，也会破坏食物中的营养。下面介绍几种常见的黑色食物食谱：

黑米鲜藕粥

材料： 鲜藕 200 克、黑米 100 克。

调料： 红糖适量。

做法： 将藕洗净，去皮后切成丁备用。黑米淘洗干净，用清水浸泡半小时左右。砂锅置火上，加入适量清水，放入藕丁、黑米和红糖煮至成粥即可食用。

功效： 经常食用此粥，可强身健体，产妇、老年体虚者可经常食用。

牡蛎黑豆粥

材料： 牡蛎 20 个、葱 1 根、黑豆 100 克、白米 100 克。

调料： 麻油、盐各适量。

做法： 将牡蛎清洗干净；葱去根须，洗净，切末；黑豆去杂质，洗净，用清水浸泡一夜；白米洗净，用清水泡半小时左右。锅置火上，加入适量清水，放入黑豆、白米煮成粥后，再加入牡蛎、盐煮至牡蛎熟，撒上葱末、淋上麻油即可食用。

功效： 粥中的牡蛎为低脂、高蛋白食物，有瘦身作用；黑豆具有极佳的美容功效，同时也有瘦身的效果。女性朋友应经常食用此粥。

黑豆核桃猪肾汤

材料：猪肾2个、核桃肉50克、黑豆100克、葱1根、姜3片。

调料：盐适量。

做法：猪肾洗净，用刀从肾中间切开，去除白色筋膜；核桃肉用清水洗净，捞出备用；黑豆洗净；葱去根须，洗净，切成末；姜洗净，切成丝备用。锅置火上，加入适量清水，放入洗净的黑豆，用小火煮至豆衣裂开。砂锅置火上，加入适量清水，放入核桃肉、猪肾、黑豆、姜丝，大火煮沸，转用小火煲2小时左右，加入盐、葱末即可食用。

功效：此粥具有补肾阴、肾阳的功效，非常适合冬季食用。

不同人群的不同进补方案

冬季进补重在滋补肾阳。不过，不同的人群，在冬季进补时应制作不同的进补方案，根据自己的实际情况来进补，才有益于健康。

中老年人冬季进补方案

步入中老年后，人们的生理机能会逐渐退化，如果再不重视保健养生，健康可能会悄无声息地溜走。由于季节会影响人体健康，步入冬季后，一定要注意冬季进补。

◎ 肺功能不好的中老年人进补方案。与正常人相比，肺功能不好者会消耗更大的热量，如果不注重饮食，不能从饮食中摄取足够的营养，长期下去有可能导致营养不良。

肺功能不好的中老年人应采用低糖、高脂饮食。因为碳水化合物代谢产生较多的二氧化碳，需要通过肺部排出体外，这不利于已并发肺心病患者肺部气体交换；而高脂食物所产生的二氧化碳量少，但热量高，可为患者提供所需热量。为避免高脂食物引起的副作用，在“高脂”同时，必须减少动物性脂肪的摄取量，多摄取含不饱和脂肪酸的食品，如橄榄油、茶油等。

除此之外，肺功能不好的中老年人平时还要注意保持呼吸道的滋润；要多补钙以增加呼吸道的扩张性，减缓哮喘程度。

◎ 骨质疏松的中老年人进补方案。入冬后，由于阳光照射减少，中老年人容易缺维生素D和钙，易患骨质疏松。因此，中老年人尤其是患有骨质疏松症的老年人应该常吃些富含钙和维生素D的食物，如蛋黄、动物肝脏、豆制品、虾皮、海米、海带、芝麻酱以及核桃等。在众多补钙食品中，牛奶和豆浆是补充钙质的首选佳品，每天早晚喝上一杯脱脂牛奶或一碗豆浆，对中老年人过冬及补钙是十分有益的。

◎ 便秘的中老年人进补方案。中老年人常因摄入膳食纤维少，或因肠蠕动无力排便而导致便秘。在日常饮食中，中老年人可适当吃些粗粮、蔬菜、水果等，为避免大便干燥，还可常吃些琼脂、香蕉、蜂蜜等润肠通便的食物。

◎ 怕冷的中老年人进补方案。贫血、胃肠病及久病体虚等，导致机体的抵抗力降低，抗寒能力差；另一方面，营养缺乏、低血压或甲状腺功能减退，也会引起局部或全身特别是肢体末梢血管血液循环障碍，导致手脚冰冷。中老年人怕冷多为阳虚，根据中医“虚则补之、寒则热之”的原则，怕冷的人在膳食中应多吃温性、热性，特别是温补肾阳的食物，以提高机体的耐寒能力，多吃羊肉、牛肉、狗肉、鸡肉、鹌鹑、大蒜、辣椒、生姜、香菜、洋葱、桂圆、栗子等温热的食物，有助于御寒。酒是热性的，老年人每天晨起服人参酒或黄芪酒一小杯，有防风御寒活血的功效。体质虚弱的老年人冬季可食用炖母鸡、羊肉、蹄筋等，并可饮牛奶、豆浆以增强体质。如老人阳气比较虚，手脚怕冷，可以适当喝一些参汤，但血压高者不宜食用人参。

女人冬季进补方案

进入冬季后，女人应根据自己的年龄、体质及生理特点科学进补，这样才有益于身心健康。

◎ 长期从事文字工作和经常操作电脑的女性进补方案。这类女性朋友常会出现眼睛疲劳或眼干、眼花目眩的症状。冬季，这类女性朋友可多吃些富含维生素 A 的食物。这类食物包括各类动物肝脏,富含胡萝卜素的果蔬,乳、蛋类等,但血脂及胆固醇偏高女性应少食或不食动物肝脏。富含胡萝卜素的蔬果主要有胡萝卜、红薯、橘子、柚子、柿子等;乳、蛋类食物主要有牛奶以及鸡蛋、鸭蛋、鸽蛋等。

◎ 长期熬夜工作的女性进补方案。长期熬夜的女性朋友常出现疲劳不堪、工作效率不高、记忆力衰退的症状,可经常食用些鱼肉、奶类及五谷等食物。鱼类食物,特别是鳕鱼、沙丁鱼等营养非常丰富,多吃可增强记忆力;牛奶、酸奶等奶类食物富含蛋白质、色氨酸,经常食用可补脑;芝麻、核桃仁等食物富含维生素 B、C 及氨基酸等,对补脑非常有益;五谷类食物,如麦类、小米、玉米等富含蛋白、脂肪、钙、铁、维生素 B_1,这类食物可预防神经衰弱,其植物纤维可促进大脑微循环畅通,有助于缓解疲劳。

> **◎ 爱心TIPS**
>
> 进入冬季后,幼儿应适量吃些硬壳类食品,如核桃、小核桃、栗子和松子仁等,这类食物可益智健脑。

◎ 面色萎黄、唇舌淡白的女性进补方案。这类女性朋友常出现头晕眼花、心悸、失眠、健忘、手足发麻、大便干燥以及月经期延期等症状,可多吃些羊肉。羊肉性味甘温,益气补虚。

冬季饮食进补误区面面观

冬季理应进补,但进补应遵循科学,不可盲目,否则极易陷入进补的误区。下面介绍几种常见的冬季饮食进补误区。

感冒时喝鸡汤补营养

鸡汤是冬季进补的常见汤水,鸡汤中有一种特殊的营养成分,能够加速血液循环、促进炎症的吸收,所以在身体健康时喝些鸡汤,对于呼吸道炎症能起到预防作用。不过如果感觉到快要感冒或者感冒已经发作时,喝鸡汤反而会加剧病情，因此感冒时喝鸡汤进补是一大误区。

冬季适合喝烫饮料

温度过高的饮料会造成皮肤黏膜损伤。此外，蛋白质会在43℃时开始变性，胃肠道黏液在60℃时会产生不可逆降解，血细胞、培养细胞和移植器官在47℃以上时会全部死亡。过热的饮料进入体内后，会让这些蛋白质对于温度极度敏感的不幸成为现实。

冬季适合多补脂肪

许多人认为，多吃脂肪可抗寒，其实不然。冬季时，人们的体力活动会减少，人体极易积聚脂肪，增加关节、脊柱、心脏和血管的负担，并使身体的抵抗力下降。这不仅会加重旧病（例如神经根炎、关节炎、胃炎、胃肠道和心血管系统疾病），也可能患上新病。因此，冬季仍应少吃高热量食品，即使喜欢吃富含脂肪的动物类食品，也应抑制一下欲望，把脂肪含量高的肉类换成鱼类、豆类等食品。当然冬季也不能只吃素食，否则会导致营养不良。

经常吃砂锅菜

砂锅菜加热时间长，蛋白质降解快，水化解能力弱，韧性增加，口感差，不利于消化吸收。此外，原料中的营养成分损失巨大，而且这些食物，在热反应中会生成对人体有害的物质。

喝胡萝卜汁可补维生素A

为了能方便快捷地补充维生素A，一些人喜欢把胡萝卜榨汁饮用，其实这种做法并不利于维生素A的吸收。因为维生素A是脂溶性维生素，只有在有脂肪的情况下才能被人体吸收。与其榨胡萝卜汁，还不如加些油或者肉片和胡萝卜一起炒，这样才能帮助人体吸收胡萝卜中的维生素。

爱心TIPS

专家指出，在寒冷的冬季可以适当吃些性冷的食物，性冷的食物会祛除身体内的火气，这对冬季易生内火的身体非常有益。

冬季可多吃火锅

火锅依靠木炭燃烧，会产生一氧化碳，使人中毒。火锅配料多为肉类、海鲜、青菜，这些材料煮成的汤汁含有浓度极高的“卟啉”，这种物质可以经肝脏代谢生成尿酸，损伤肾功能，并引发痛风症。

大鱼大肉后马上喝茶

有些人喜欢在饭后喝杯浓茶，认为这样有助消化。事实上大鱼、大肉都富含蛋白质，而茶叶中含有大量鞣酸，鞣酸和蛋白质结合会形成一种不能被人体消化吸收的沉淀物，使肠道蠕动减慢。因此，在大鱼大肉后立即喝茶不仅不能助消化，反而还可能引起便秘。

别让寒风吹走美丽容颜

冬季护肤手册

冬季，空气干燥，皮肤极易缺水；而且由于人体新陈代谢变得迟缓，皮脂腺和汗腺分泌也会相应减少，皮肤变得干燥皲裂，特别是面部肌肤会变得粗糙、灰暗、干涩，甚至有些人眼角还出现了明显的小皱纹。如果不注意护肤，这些问题会变得越来越严重，影响肌肤健康。可以说，进入冬季后，就要打响肌肤保卫战。

冬季护肤大有学问，下面介绍几种有效的护肤方法。

不忽略环境湿度

冬季室内暖气、空调等散发出的热量会使居室空气干燥，加之冬季皮脂汗腺分泌较少，使得皮肤干燥，面部极易产生皱纹。要解决这一问题，只得靠人为来增加空气湿度了。可在暖气或空调旁放置水盆，晾些湿衣物，或多养些花草，或摆设鱼水缸，既美化居室，又起到保湿作用。如手干裂，晚上可用热水洗后，再用含维生素 A、维生素 D 的软膏或软胶囊涂抹按摩。

定期做面膜

皮肤需定期保养，补充水分、养分，使其光滑、润泽而有弹性。敷面膜就是保养的一种好办法。面膜可以自己制作,这样既经济,效果也好。可用两匙淀粉,加适量蜂蜜,再放入几粒维生素 A、维生素 E 胶丸液,调匀。洁面后涂于面部,20 分钟后洗净。

做好洁肤工作

冬日,皮肤的清洁工作应该适当,不可过度。许多女性卸妆时,习惯将乳液倒在化妆棉球上,之后就往脸上抹。事实上,这种方法很容易刺激表皮,棉球也会吸去太多的乳液,不能达到卸妆的目的。正确的方法应该是将乳液倒在手心,再用手指蘸取乳液,轻抹于脸上各部位,再以双手的指腹轻轻按摩,以便将脸上的残妆及污垢溶解于乳液中,接着以面纸轻轻将表皮残留的污垢抹去,可重复几次,以达到彻底清污、洁净肌肤的目的。卸妆后,以深层洁肤霜彻底清洗,可兼具保湿和洁净的效果。

肌肤防寒防晒工作不可少

冬季,刺骨的低温、干燥的空气、室内外明显的温差、日晒都是伤害肌肤的重要因素。有人会说,冬季阳光不强烈,还会伤害肌肤吗?答案是肯定的。研究已发现,人的肌肤在冬季也不能适应日晒。阳光中含有紫外线,应时时注意防护,否则肌肤容易老化。外出时,可使用含适当防晒因子的护肤品,以达到御寒、防晒的作用。

爱心TIPS

进入冬季后,不宜使用含酒精的化妆品。这是因为酒精极易挥发,并可带走皮肤的水分和油分。冬季宜改用含水性的爽肤水。

冬季美容小药箱

冬季,人的皮肤极易受到伤害。面对这些皮肤伤害造成的美容问题,人们应该怎样挽救呢?

嘴唇干裂的补救措施

嘴唇不能分泌油脂，因此在寒冷、干燥的冬季，只能依靠润唇膏“人工”滋润，减少水分的流失。如需减轻唇纹和提供营养，可用含有胶原蛋白的唇霜。

如果嘴唇干裂、爆皮甚至流血，补救方法是马上用维生素 E 油涂抹干裂的双唇，这样伤口会很快痊愈。另外，不要舔唇，首先这种动作很不雅观，其次，舔唇所补充的水分蒸发后会令双唇更加干燥。

鼻尖脱皮的补救方法

冬季，很多人会出现鼻尖、鼻翼脱皮的情况，有些爱化妆的人还会出现涂上粉底后皮肤表面出现一块块的深色部分的尴尬现象。要解决这一问题，首先要用磨砂膏和化妆水在鼻尖上轻轻打圈，然后涂上不含油分的果酸面霜或水质面霜。使用果酸面霜的目的是加速死皮的脱落，但果酸过敏者应慎用。涂好后再用粉扑把湿粉一下下印在鼻子上。这时千万不能抹，一定要用按压的动作，这样才能令脱皮部分看起来不那么显眼。

干痒面颊的修护方法

冬季由于气候干燥，皮肤水分易流失，很多人会出现面部干裂，痛痒难忍，甚至发生脱皮现象。这表明皮肤缺水了。如果你本身就是干性皮肤，那么在缺水同时，你的皮肤也会缺油。要打理这样的肌肤，使用保湿精华素效果最好。一粒精华素割开以后涂在面部会令皮肤保持 2 ~ 3 小时的湿润。另外，常用高水分面膜敷面和使用水质面霜也可令肌肤增加水分，减少细纹的产生和脱皮现象的发生。

如果皮肤本身属于干性，又生活在寒冷干燥的北方，那么可以选用绵羊油补充油分，但对于生活在湿润地区的女性来说，选择绵羊油这种极油润的护肤品就要当心。因为很多生活在这一地区的女性使用绵羊油后皮肤看起来会过分油腻，甚至产生过敏和生出油粒的现象。使用前一定要仔细考虑自己的皮肤状况和气候因素。

洗浴时的保水方法

冬季洗浴忌太勤、忌水过烫、忌揉搓过重、忌肥皂碱性太强，否则，会破坏皮肤表层原本不多的皮脂，让皮肤更为干燥，因而也更易发痒、皲裂。洗澡次数以每周2~3次为宜。洗浴后可擦些甘草油、止痒霜、润肤膏等，以保持皮肤湿润，防止皮肤表层干燥、脱落。

肌肤防寒的方法

冬季气温低，皮肤裸露部位极易冻伤，如手部、头部、颈部等，其他部位如脚部也易受冻，因而应注意这些部位的防寒保温。可围围巾，戴手套、耳套，穿棉鞋等保暖，还可随时摩擦双手和耳朵，适时进行锻炼。忌穿潮湿的衣服、鞋袜，同时，手脸洗后要揩干后才可外出。

冬季美容陷阱

寒风和低温会一点点夺走肌肤的美丽。爱美是人的天性，在寒冷的冬季，人们应该怎样保持美丽容颜呢？冬季容颜养护应注意哪些问题呢？如果你想拥有美丽的容颜，想让自己在冬季更有精神，千万不要跨进下面这几个美容陷阱——

> **爱心TIPS**
>
> 冬寒穿衣较多，如不注意穿着，更易感觉皮肤瘙痒。这是由于身体与衣服、衣服与衣服间不断发生摩擦产生静电，刺激皮肤所致。因而，冬季应尽可能地选用纯棉、真丝之类不易产生静电的衣物做内衣、内裤、衬衫等。

陷阱一：不用晚霜

天气寒冷，许多人晚上不喜欢在脸上涂抹晚霜，认为不用晚霜，肌肤就不会油腻，有清爽之感，其实不然。冬季的肌肤最易因干燥出现细小皱纹，因此不管天气多么寒冷，晚上都应为肌肤补充适当的水分和营养。

陷阱二：热水洗脸

冬季，许多人会用热水洗脸，他们认为这样做，肌肤不受冻，脸也会洗得干净。其实，冬季肌肤最怕寒风肆虐，因此，一定要提高肌肤的抗寒能力。最好的办法是先用温水洗脸，再用冷水洗脸 30 秒，这样不仅会增强肌肤的低抗力，还会增强肌肤的弹性。

陷阱三：用手折断开叉的头发

冬季，许多人的头发干燥，如果保养不当，还会出现开叉现象。一些人喜欢用手折断开叉的头发，甚至将开叉的头发撕开，认为这样可以减轻头发的受损程度。这种做法是错误的。这样做的结果不仅不利于头发的健康成长，而且还会加重头发的受损程度。明智的方法是将开叉的头发剪掉。

陷阱四：化浓妆

很多女性在冬天有化浓妆的习惯，特别是眼部的化妆，每天都不少。如为了让自己更精神，就把眉毛描得又浓又粗，将上下眼线也加深加粗等。其实这样往往适得其反，显得凶神恶煞，却没有达到让你“更精神”的效果。正确的做法是根据自己的个性让自己的眉毛尽量保持自然；为了让眼睛看上去更有神，可以对上眼线适当地进行“加工”。

陷阱五：集中在脸颊部位涂胭脂

许多人为了让肤色更健康，就使用胭脂，特别是把胭脂集中在脸颊部位。这种做法有时会起到相反的效果。把胭脂集中在脸颊部位，会过分突出颧骨，从而给人生硬刻板的感觉。如果用腮红刷轻轻从颧骨处打圈到太阳穴，通过晕染之后，会非常自然。

> **爱心TIPS**
>
> 枕巾其实最容易沾上肌肤分泌的汗液、油渍，因为它每天要和你的肌肤亲密接触至少 8 个小时。如果与沾满化妆品痕迹和油分的枕巾过度亲热，会导致暗疮滋生。所以，为了美丽，要保持床上用品清洁，尤其是枕巾。

陷阱六：上下睫毛都用睫毛膏

冬季，许多人喜欢每次化妆时都

将上下睫毛涂上睫毛膏，这样并不正确，这样做一不小心就会让自己成个“熊猫眼”。其实只要在上睫毛适当涂些睫毛液或是睫毛膏，就会起到明眸善睐的效果。

陷阱七：人云亦云用香水

香水是最能体现一个人的身份及品位的美容品，每个人因生理构造不同，使用的效果亦会有所不同。因此，要选择最适合自己的，不要人云亦云。

冬季不生病的妙招

冬季疾病高发都是寒冷惹的祸

冬季是多种疾病的高发期，每当气温骤降，器质性疾病患者就会大大增加，流行感冒也会迅速传播；慢性气管炎和肺心病患者的症状也会加重；慢性胃炎、胃及十二指肠患者病情加重；肝硬化所致的食道静脉出血易发生；高血压病人也易因血压升高，诱发心肌梗塞和中风，甚至发生猝死等。

冬季为什么成为多种疾病的高发期呢？原来都是天气寒冷惹的祸。

天气寒冷会加重心脑血管负担

冬季气温的降低和气压的升高，可导致交戌副交感神经功能失调，反馈性地引起毛细血管的舒缩反射，造成毛细血管的阻力加大。这极大提高了循环系统的疾病如冠心病、脑血管病、高血压病等的发病率。

气候寒冷可使血液的理化性质发生改变，如血沉加快、血凝时间缩短、血液黏性增大等。这些都是动脉血栓形成的主要诱发因素。心肌梗塞和冠状动脉硬化者的死亡率在冬季也较高。

寒冷使血管收缩、血压升高，毛细血管也会发生硬化，甚至造成小动脉持续痉挛，这与脑溢血和中风的发作等关系甚大。

寒冷会破坏人体正常免疫力

严寒导致的机体免疫功能下降和内分泌机能失调，可引起免疫反应的异常，如免疫球蛋白 A 减少，自体免疫反应增强等，常诱发慢性气管炎、支气管哮喘等呼吸道疾病。

寒冷的刺激可使大脑皮层功能紊乱，这与溃疡病的发病有重要关系；胃的迷走神经反射可使胃酸分泌过多，同时交感神经兴奋性增强，胃及十二指肠黏膜血管痉挛，使其抗酸能力大大减弱，促使胃及十二指肠黏膜受酸性消化液的侵蚀而形成溃疡。

天寒使得皮肤的新陈代谢减缓，因而加重了肾脏的负担，所以尿毒症等泌尿系统疾患发生死亡者多出现于冬季。

因此，体质较弱和患有上述疾病的人应重视冬季养生之道，以利平安过冬。要注意保暖，加强锻炼，可根据自身健康状况采取相应的防护措施，妥善治疗有关疾病；要注重心理保健，科学安排衣食住行，如果必要，亦可在医生指导下提前服用一些补药。

> **爱心TIPS**
>
> 要防病，就要做好保暖工作。在冬天可选择一些暖色调的日常用品，如红色、橘色的毛巾、浴巾、拖鞋，安置一些让人感觉温暖的物品，如橘色的灯、毛茸茸的挂件等。

冬季要防哪些病

冬季天气寒冷、干燥，是多种疾病如呼吸道疾病、心脑血管等疾病的高发期，但同时也是进补的最佳时节。专家提醒人们，在进补的同时，也要注意防病，这样才有益于身体健康。

入冬后防止补出消化科疾病

我国自古就有冬季进补的习惯，习惯吃一些味甘、肥厚的食物，以便增强人体御寒、防病的能力。然而，进补也要适度，不可过量进补，否则极易生病，影响健康。胃溃疡、十二指肠溃疡、慢性胃炎是常见的消化内科疾病患者，冬季应少吃辛辣刺激的食品和火锅，以免病情加重。即使偶尔吃火锅，也要注意多喝些面汤、开水，以免食物过度刺激肠胃。有胆结石、胰腺炎疾病的患者，冬季不宜进补，也不宜喝酒、吃火锅或过多食用油腻食物，极易诱发胆囊炎或胰腺炎。

冬季要预防呼吸道疾病

入冬后，气温骤降，许多老人、儿童出现了呼吸道感染的症状。一些有慢性支气管炎、慢阻肺疾病、支气管哮喘等慢性呼吸道病史的病人也会因天气转冷而引发上呼吸道感染。专家指出，有慢性呼吸道疾病的患者上呼吸道感染后，极易诱发原有疾病；慢阻肺疾病患者甚至还会出现严重的肺部感染、呼吸衰竭；哮喘患者则会严重发作。因此，在严寒的冬季，人们应特别注意防寒保暖，根据气温变化及时添减衣物。像老人、儿童和有慢性呼吸道病史的人群宜在秋季提早注射流感疫苗。

干燥也是呼吸道的大敌。干燥空气容易损伤呼吸道黏膜上皮细胞，导致局部上呼吸道感染。因此，冬季要保持室内通风和适当的湿度。我们可适量喝些梨水、蜂蜜水、甘蔗水等，来保护呼吸系统。

女性朋友要警惕痛经、缺钙

冬季气温低，阳光不充足，女性朋友特别是孕妇往往因光照较少，易出现腿抽筋等缺钙现象。因此在天气晴朗时，孕妇可以在户外晒太阳，以增强对钙的吸收。另外，日常饮食中也不妨多添些牛奶，不过若要补充维生素 D，宜在医生指导下进行。需要指出的是，冬季孕妇要尽量避免去空气不流通、人多的场合，以预防感染风疹、流感病毒，保证胎儿的正常发育。

月经期女性入冬后会大量失血，很多女性表现为虚寒体质，这极易导致痛经和冻疮的出现。这时不妨适量食用一些当归、生姜或者羊肉汤，以起到补血、驱寒、补虚的作用，也可食用当归四逆汤，以达到温经散寒、活血通经、止痛的目的。

冬季要预防慢性结肠炎

慢性结肠炎患者大多脾肾阳虚，本身就较怕冷。进入冬季，气温陡然下降，这类患者稍不注意就有腹痛、腹泻的情况，有些溃疡性肠炎患者还有可能病情加重，出现黏液血便、脓血等症状。因此，慢性结肠炎患者进入冬季非常小心，饮食上要注意避免吃过凉的食物，还要做好保暖工作，起居也要规律。日常生活中不妨多喝些姜糖水（生姜 3 ~ 5 片、红糖适量泡茶），姜糖水有利于结肠炎的预防和恢复。

冬季不可小看关节炎

人们常称关节炎患者是“天气预报员”。原来随着冬季气压的降低，风湿类患者的关节压力也会发生改变，寒冷温度刺激后滑膜炎症会随之增加，继而表现为关节僵直和疼痛，这就是关节炎患者对气温变化的反应特别明显的原因。骨质疏松患者和痛风患者在每年冬春季节发病率也会明显增加。

因此，进入冬季，这类患者应注意防寒保暖，避免寒冷刺激，以免关节疼痛症状加重。如果骑自行车、电动车出行，最好戴上护膝、护腕，以保护关节。此外，患者还可根据关节炎不同的发作部位采取相应的补救措施，如下肢骨性关节炎患者应避免长时间的站立或跪立；颈腰椎骨关节炎患者不要长时间地坐、站等。

冬季预防皮肤病

冬季是银屑病、湿疹、皮肤瘙痒、鱼鳞病、单纯皲裂、冻疮、多行性红斑等皮肤疾病的高发季节，这与冬季寒冷空气的刺激关系很大。从保护皮肤的角度来看，入冬后应及时做好防寒保暖工作。

具体而言，银屑病应当预防各种感染，同时保持心情舒畅。湿疹属于全身免疫性疾病，寒冷可诱发，因此保暖工作也不可少。皮肤瘙痒症多因干燥引起，老年人特别容易发生这种皮疾。这类人群日常生活中要少洗澡，尽量避免使用洗涤剂，可以用些润肤的浴液，洗完澡后应当及时使用开塞露、护手霜或一些润体霜。对于冻疮，除了防寒保暖，还应除湿，局部使用冻疮膏、樟脑霜、肝素钠霜对冻疮也有不错的治疗效果。

需要指出的是现在有很多人只要风度，不要温度，特别是那些爱美的女性，往往只注意头、手、脚等局部的保暖，而忽略全身的保暖，常穿单薄的衣服，这极易诱发皮肤病。

冬季要防心脑血管疾病

冬季，特别是11月份左右和元旦前后是心脑血管疾病的两个高发期。原来，突然下降的气温会造成血管收缩、血黏度增高，而干燥的气候也极易使血黏度增高。这与心脑血管疾病和炎症的发生有很大关系，有时一次很普通的感冒（细菌感染引起）就有可能诱发心脑血管疾病。

冬季要预防心脑血管病，首先要注意防寒保暖；其次，注意保持生活起居有规律。有锻炼习惯的人，选择在上午10点以后或下午为宜，原因在于早上人们的交感神经兴奋、肾上腺素分泌增多，本身就是一天中心脑血管疾病发病的高峰时间。过早起床锻炼，冷空气刺激血管收缩，进一步增加了发病的可能。

医学证明，心梗3小时内通过手术或药物将梗塞去除，缺血区的心肌基本不会发生坏死现象，预后功能也是比较良好的。但一旦超过3～4小时，就会造成心肌坏死，即使通过药物或手术治疗也难以逆转。因此，一旦出现胸疼、胸闷的症状时，要及时含服硝酸甘油等药物，如果5～10分钟后还不能缓解，应

爱心TIPS

冬季也是儿科疾病的高发期，常见的儿科疾病包括呼吸道感染、流行性感冒、肺炎等感染性疾病以及哮喘、过敏性紫癜等过敏性疾病。因此家长应让孩子多喝水，适当吃些梨水、蜂蜜水、菊花茶、莲菜、甘蔗等具有清热润燥作用的食物。

及时到医院就诊。

此外，心脑血管患者应当保持情绪稳定，避免过于兴奋或因生闷气导致肾上腺素分泌增多，诱发疾病。在供暖的房间内，出门前应先在门口打开门适应适应，避免忽冷忽热刺激血管，以防出现一些意外情况。

慢性病患者安然过冬的方法

冬季是许多慢性疾病，特别是患冠心病、高血压、糖尿病、高脂血症及慢性哮喘等慢性疾病的中老年人最应注意的季节。原来，随着冬季的来临，气温逐步下降，人体受寒冷刺激致血管收缩，气道反应性较其他季节更明显，血压与血糖水平变化、冠状动脉供血不足及诱发哮喘的几率也最高。那么，慢性病患者该怎样度过寒冷的冬季呢？

慢性病患者应注意饮食

慢性病患者的首选食物为牛奶和豆浆，每天清晨喝上一杯牛奶或一碗豆浆，对慢性病患者过冬十分有益。

蛋白质是生命的基础，是建造和修补人体各种组织器官的重要“材料”，中老年人分解代谢加速，合成代谢减慢，尤其对糖尿病患者而言，以上过程更为突出。因此，在寒冷的冬季，更需要大量优质的蛋白质。中老年人特别是糖尿病患者在冬季可以比夏季多吃一些瘦肉、鱼、禽蛋和大豆制品等可提高机体抵抗能力的高蛋白食品，为春天抵御各种疾病的侵袭及旧病复发打下坚实的身体基础。

入冬后，由于阳光照射减少，中老年人普遍容易缺钙，易出现骨质疏松、全身疼痛、肌肉痉挛（抽筋）等症状。因此，应该常吃些富含钙质的食物，如豆制品、虾皮、海米、芝麻酱、排骨汤以及核桃仁等，并结合每日不少于2小时的太阳光照，提高机体合成D族维生素的能力，以促进钙质的吸收和沉积。

维生素C在冬季更为重要，能增强身体抵抗力，对预防感冒和高血压、糖尿病、慢支哮喘、动脉硬化及心脑血管病的治疗具有较好的辅助作用。因此，冬季患老年慢性病的人应尽量多食用一些含维生素 C 丰富的蔬菜，如白菜、油菜、黄瓜、西红柿等。

要多吃一些粗纤维的杂粮类，有些杂粮含有人体必需的蛋白质、碳水化合物、脂肪等，其含量甚至超过小麦粉、荞麦粉，这对患有代谢综合征（即肥胖、高脂血症、糖尿病、动脉硬化、便秘等）的人群具有良好的食疗作用。同时杂粮含纤维素很高，可以利便，延缓糖、脂肪成分的吸收，能减少直肠癌、胆结石等发病率，是当今国际上推崇的降糖、降脂之首选主食。

慢性病患者的运动方法

慢性病患者一到冬季，常因害怕寒冷刺激而导致血压升高、心肌缺血加剧、诱发哮喘等，而大大减少了户外活动。其实，这样做是不科学的。阳光充足时适当运动对各种慢性疾病患者大有益处，尤其对糖尿病患者更有益处。

慢性病患者可参加游泳、慢步、太极拳、剑法等锻炼。

由于个人差异很大，每个人要根据自己的实际情况进行适量运动。运动可每天进行 1～2 次，并以运动后有微汗或略感疲劳为度。

高血糖患者或肥胖者为了达到控制血糖、降低血脂和体重的目的，必须持之以恒地进行锻炼，至少每天一次，每周不少于 5～6 天。

慢性病患者不要忘了吃药

中老年人一旦被诊断患有高血压、冠心病、糖尿病、动脉硬化、高脂血症及慢性支气管炎、哮喘等代谢性、慢性疾病后，一定要听从医嘱，科学服药。

进入冬季，人体血管收缩明显，处

爱心TIPS

慢性病患者在进行运动时一定要做好自我保护，如穿软底防滑的运动鞋，戴护膝，保护足跟等；运动时还要注意根据天气冷暖增减衣物。

于低代谢状态，同时受冷空气刺激，呼吸道也处于高度敏感状态，再加上人们的活动会相对减少，此时的血压、血糖、血脂指标会有不同程度的提高，心脑供血不足。

因此，药物治疗是无可替代的根本性措施。人们可根据自己的病情变化，在医生指导下适时对所服用药物进行调整，以防止病情加重及并发症的出现。为防止冬季易患疾病的侵袭，中老年人还可适当服用一些提高机体免疫力的免疫增强剂，如胸腺肽、免疫球蛋白等。

冬季常见疾病——冻疮

冻疮是冬季一种常见的疾病，我国每年大约有2亿人会受到冻疮的困扰。所谓冻疮是一种由寒冷所致的末梢部局限性炎症性皮肤病，以暴露部位出现充血性水肿红斑，遇温高时皮肤瘙痒为特征，严重者可能会出现患处皮肤糜烂、溃疡等现象。

易发生冻疮的人群

冻疮易发生在手指、手背、足跟、脚趾、耳轮、鼻尖、面颊等暴露部位。哪些人易患冻疮呢？

◎ 生冻疮与年龄有关。儿童易生冻疮，青壮年次之，老年人不易发生冻疮。这是因为儿童接受寒冷刺激以后，皮下小血管收缩反应比中老年人强得多。在寒冷的刺激下，儿童的皮下血管发生痉挛性收缩，血液瘀滞，局部组织营养不良，易生冻疮。

◎ 女性易生冻疮。青壮年妇女比同年龄的男子容易生冻疮，这是因为妇女对寒冷的适应性差，皮肤对寒冷的抵抗力低。

◎ 体质弱的人易生冻疮。体质强弱以及血液循环状况好坏，与发生冻疮也有密切关系。心脏疾病、血管疾病和末梢血液循环机能差的人，局部皮肤对寒冷的适应性、耐受性和抵抗力差，经不起寒冷的刺激，容易发生冻疮。

◎ 经常在潮湿环境下的人易生冻疮。在潮湿环境下生活和工作的人，受寒冷的影响和危害更大,局部血管的收缩与舒张功能更容易被破坏,促使冻疮形成。所以,在潮湿环境中比在干燥环境下生活更容易发生冻疮。

此外,长期站立、缺乏活动、衣服窄小、营养不良以及疲劳过度等,也容易导致冻疮发生。了解这些知识,就可以针对不同情况,采取预防冻疮的措施。

冻疮的防治

冻疮治疗可使用血管扩张剂(如烟酸300毫克/天,分3次口服,低分子右旋糖酐或复方丹参注射液静脉注射等)扩张血管,改善微循环;局部未破溃者可外用蜂蜜猪油软膏(70%蜂蜜和30%猪油配制而成)、10%樟脑软膏或辣椒酊,破溃者可外用0.5%新霉素软膏、红霉素软膏等;配合音频电疗或氦氖激光局部照射也会有一定的效果。

要避免出现冻疮,最好的方法是提前预防。下面针对冻疮的发病机理,介绍几种预防措施:

◎ 体育锻炼法。加强体育锻炼,如练气功、跳舞、跳绳等活动,或利用每天洗手、脸、脚的间隙,轻轻揉擦皮肤,至微热为止,以促进血液循环,消除微循环障碍,达到"流通血脉"的目的。

◎ 温差水泡法。取一盆15℃的水和一盆45℃的水,先把手脚浸泡在低温水中5分钟,然后再浸泡于高温水中,如此每天3次,可以锻炼血管的收缩和扩张功能,减少冻疮的发生。

◎ 服、擦药物法。有冻疮体质者,可在入冬前一月增加维生素A、C及矿物质的摄入,可口服烟酰胺片0.1克,每日3次,钙片0.5克,每日3次,以提高机体耐寒力。也可在冻疮好发部位涂擦辣椒酊(取干辣椒20克,密闭浸泡于75%酒精500毫升中,7天后可用),每日擦2~3次。还可取中药三七、红花、赤芍、鸡血藤等各适量,水煎取液,局部擦洗。

冻疮护理要点

一旦得了冻疮,一定要注意以下护理要点:

◎ 保护好外露肌肤。严冬季节皮肤暴露处应当保护，如出门时使用口罩、手套、防风耳罩。涂少量凡士林可减少皮肤散热，也有保温作用。鞋袜大小、松紧要合适，不要过小。

◎ 保持干燥。潮湿可加速体内热量的散发，容易发生冻伤，因此要保持服装鞋袜的干燥，受潮后要及时更换。

◎ 适当活动。要避免肢体长期静止不动，坐久了、站久了要适当活动，以促进血液循环，减少冻疮发生。

◎ 采用偏方治疗。冬季易患冻疮的人，可用生姜片或辣椒涂擦易患冻疮的部位，每日 2 次，可减轻或避免冻疮的发生。

◎ 加强保暖工作。对已患冻疮的部位，应注意保暖。

> ◎ 爱心TIPS
>
> 临床表明，局部按摩是预防冻疮最好的方法之一。具体方法为：两手合掌，反复搓摩，使其发热，然后左手紧握右手手背用力摩擦一下，拉着右手紧握左手手背摩擦一下，这样反复相互摩擦 15 ~ 20 次。

冬季应掌握的重病信号

严冬是中老年人患心脑肺等重大疾病的高发期，如果不能及早发现、及早治疗的话，将严重危害人们的健康。专家指出，当中老年人患这些重大疾病时，一般常有信号（或先兆）出现，患者或家人如果能识别这些信号，及时就医治疗，或采取相应的预防措施，会将伤害减至最低。因此，学会识别重病信号非常重要。

急性心梗的发病信号

如果患上急性心梗，其身体往往会发出这样的信号：

◎ 疼痛的变化。急性心梗是冠心病发展的最严重结果，一般冠心病引起的心绞痛，通常不超过 15 分钟，经休息或舌下含速效硝酸甘油片可很快缓解，且发作不经常。如果近期心绞痛发作变得频繁，或疼痛时间延长，疼痛经休息或含硝酸甘油也不能缓解，就要看作是急性心梗的先兆。还有，过去从无心绞痛的人，突然出现心绞痛，并伴胸闷、心慌、气短、恶心、呕吐、面色苍白、烦躁不安、有死亡将至的恐惧感等症状，也是急性心梗即将来临的先兆。

◎ 表现异常。突然出现不明原因的体力下降、难以形容的胸痛、咽部异物感、原因不明的牙痛、突发上腹部剧疼、严重胃烧灼感、骤然反酸、脉搏细弱跳动无规律、瞬间大汗淋漓、皮肤湿冷、呼吸困难和神志恍惚等，即使无心绞痛，也很可能是急性心梗的先兆。

脑血管意外的发病信号

◎ 运动障碍。突然感到上肢和手脚软弱无力，活动笨拙或不灵便。

◎ 感觉障碍。手脚或部分肢体突然麻木对冷、热、触等感觉迟钝或消失。

◎ 语言障碍。谈吐不清或听不懂别人说话的意思。

◎ 视力障碍。出现短暂性视力模糊、偏盲或一过性失明。

◎ 共济失调。突发头晕、耳鸣、走路摇摆不稳。

◎ 精神状态改变。或沉默寡言，或急躁多语，或嗜睡，或一过性意识丧失。

高血压危险的发病信号

原有高血压病史，平时血压尚平稳，现在逐渐或突然升高，达高压180毫米汞柱、低压130毫米汞柱以上；有越来越重的头痛，走路不稳，脚似踩棉花的感觉；有头晕、恶心、呕吐，视物模糊，以及全身或局部肌肉出现抽搐。

◎ 爱心TIPS

由于冬季气候干燥，人体极易缺水，常喝白开水，不但能保证机体的需要，还可起到利尿排毒之功效。因此，为了防病，冬季应该多喝开水。

心力衰竭的发病信号

心脏病患者在没有感染的情况下，稍做一些体力活动即感心慌、气短、脉跳增快，休息后呼吸和脉跳恢复到正常所需的时间比平常慢；尿量减少，体重增加，下肢出现轻度水肿；夜间睡眠时需垫高枕头才感觉舒服，睡眠中常因气短而憋醒。

严重心律失常的信号

心跳有停顿或胸内撞击感，并有心慌、憋气、头晕、疲倦无力等症状出现；有的甚至还会出现突发抽搐、不省人事的情况。

呼吸衰竭的发病信号

原有肺部疾病，逐渐或突然出现呼吸困难，口唇、指甲、耳廓发紫，同时伴头涨、精神不易集中、智力减退、夜间失眠、白天嗜睡、烦躁不安和肢体无意识动作等。

最爱"欺负"儿童的冬季病

冬季寒冷的天气非常适合病毒的繁殖及播散。由于儿童还处于成长阶段，体内能抵御疾病尤其是抵御传染病的抗体与成人相比非常少，因此极容易感染冬季病。

专家指出，在寒冷的冬季，儿童最易得下面几种疾病：

感冒

冬季，儿童最容易感染的疾病是感冒。冬季是呼吸道感染的流行季节，感冒病毒一旦入侵呼吸道，便会出现流鼻涕、鼻塞、喉咙痛、咳嗽等症状，如不及时诊疗，看似小小的感冒也能发展成如中耳炎、肺炎等更加严重的疾病。

哮喘病

冬季气温变化大，孩子若有呼吸道反复感染，或是治疗不当，很容易引发哮喘。因此，在孩子被感染的阶段，应及时到正规医院进行对症治疗。

肺炎

肺炎是小儿冬季常见病，常发于上呼吸道炎或气管炎之后。患儿除了胸痛、呼吸困难外，伴有剧烈的咳嗽和高烧，如不及时治疗，甚至有生命危险。

扁桃腺炎

扁桃体是人体抵抗细菌的第一道防线，极易发炎。扁桃腺炎有起病急，高热，咽喉疼痛，吞咽口水和食物时尤其明显等症状，并常伴下淋巴结肿大，10 岁以下儿童易发此病。预防扁桃腺炎应尽量避免孩子伤风感冒，不接触病人，增加营养，增强抵抗力。

手足口病

该病主要表现为手足、口腔等部位发生皮疹、溃疡，多发于 6 岁以下儿童，尤其是 3 岁以内的婴幼儿，它主要通过人群间亲密接触进行传播。手足口病毒主要侵犯儿童的手、足、口、臀四个部位，可表现为发热，多在 38℃左右。部分患儿初期有轻度上呼吸道感染症状，如咳嗽、流涕、恶心、呕吐等。极个别患儿可引起心肌炎、肺水肿等致命性并发症。

皮肤干裂与冻伤

冬季，儿童极易出现皮肤干裂与冻伤现象。原来儿童口唇和皮肤在天气干冷条件下会比较干燥，严重的还出现干裂出血。出现这种情况可适当涂抹油性软膏，以保持湿润。在低温下，体质较弱、末梢循环差的孩子容易冻伤，使得脸、手指及脚趾红肿发紫甚至溃烂。因此，尽量不要让孩子暴露在寒风中，外出最好戴上手套、帽子等。

口角炎

冬季寒冷、多风，经常会出现口唇、口角皮肤干裂。在口角和黏膜的交界处，儿童口唇容易出现潮红、脱屑、皲裂、出血、疼痛、糜烂等症状，称为口角炎。

所以，当孩子出现口唇干燥不适时，家长应用油性护肤品替其搽抹，并提醒孩子不可用舌头去舔患处。

鼻子出血

冬季由于气候干燥，鼻黏膜容易结痂，因而会产生鼻中不适感，有的小孩常有意无意地用手指去抠鼻孔，从而导致结痂脱落而出血。此外，冬季还是鼻炎高发期。此时，儿童应注意防寒保暖，多吃蔬菜、水果，补充维生素 C，以增强呼吸道黏膜的抵抗力。

> **爱心TIPS**
>
> 预防冬季儿童病，要引导孩子坚持体育锻炼，合理增减衣服，搞好室内环境卫生，定期开窗通风换气，做好个人卫生等。

冬季运动正当时

冬季运动五原则

俗话说，“冬炼三九”。三九严寒不仅能锻炼人们的意志，同时还具有生物学意义。众所周知，冬季光照较弱，人体极易缺少紫外线的照射。紫外线光可促使人体皮肤上的初级维生素 D 转变成活性维生素 D，有助于保护人体血管系统及骨骼组织。冬季如果整日足不出户，不晒太阳，不但不能照到紫外线，还会使人因组织器官的供氧不足而出现精神不振，体质弱者还会患上感冒、支气管炎、肺炎、冻疮等疾病，因此，我国自古就提倡“冬炼三九”。冬季，有阳光时，人们宜多做户外运动，这样才能有益身体健康。不过，由于气温较低，人们在进行运动时，应坚持以下几个原则：

做好充足的热身活动

寒冷的气候会使人体各器官系统产生保护性收缩，如肌肉、肌腱和韧带的弹力和伸展性降低，肌肉的黏滞性增强，关节活动范围减小等。而且冬季空气湿度一般较低，人体极易干渴烦躁，出现身体发僵、不易舒展的情况。如果运动时不做热身，可能还会造成肌肉拉伤、关节扭伤。人们可通过慢跑、徒手操、少量轻器械练习等方法，使身体发热、出汗后，再开展运动。

运动环境要舒适

冬季，许多人喜欢在室内进行运动，而且还习惯将门窗紧闭。这种习惯是不好的。安静状态下，人体每小时呼出 20 多升二氧化碳。若人们在屋中进行运动，除产生二氧化碳外，还有汗水分解物、消化道排除的不良气体等，严重污染室内空气，人在这样的环境中会出现头昏、疲劳、恶心、食欲不振等症状，运动效果也不会很好。因此，在室内进行运动时，宜开门窗，保持室内空气流通、新鲜。在进行户外运动时，也不宜选在烟雾弥漫、空气浑浊的地方。此外，如果气候条件太差，如大风沙、下大雪或天气过冷时，最好不要到室外运动。若想到室外运动，宜选择向阳、避风的地方。

运动时衣着适宜

冬季进行运动，一定要注意衣着。开始时可多穿些衣服，而且所穿衣服要轻软、宽松，热身后可脱去一些厚衣服。运动后，如果出汗较多，应及时擦干汗液，最好替换掉运动服装、鞋袜。在室外进行运动后更要注意保暖，凉快一下可以，但切不可站在风大的地方直接吹风，而应尽快回到室内，擦干汗水，换上干净衣服。冬季在室外进行活动特别容易感到脚冷，一定要做好脚部的保暖工作。如果人体头、背、脚受冷，冷空气极易侵入机体，不但影响运动效果，还会引发疾病。

选择适合自己的运动方法

寒冷的天气会使人体内的脂肪含量增高，体重和体围相应增加。因此，要想在冬季保持良好的体形，运动时应提高运动的强度和力度，增加动作的组数和次数，同时增加有氧运动的内容，相应延长运动时间，以改善机能，发展专项素质，消耗体脂，防止脂肪过多堆积。此外，运动间隙还可适当缩短一些。如果间隙时间过长，体温下降，极易使肌肉从兴奋状态疲惫下来，增大黏滞性，不但影响运动效果，还极易出现运动损伤。

原则五：运动时要吃好喝好

由于冬季气温较低，运动时机体的散热量会增大，同时基础代谢升高；再加上运动量较大，消耗热量也较大。尽管这有利于减脂，但却不利于人体肌肉纬度的增长。因此，运动时一定要注意饮食的科学性，吃好、喝好，为运动消耗提供充足的补给。

> **爱心TIPS**
>
> 冬季，许多人喜欢穿胶底鞋，这样不好。因为胶底鞋导热快，不锻炼时脚掌容易受寒，容易引发冻疮、关节炎等疾病。

冬季最不可忽视的运动损伤

与其他三个季节相比，冬季运动所穿衣服较多，准备活动不易充分，关节不易活动开，在运动时极易受伤。因此，专家提醒大家，在运动过程中一定要注意安全。冬季，人们运动时一般会出现哪些运动损伤呢？

膝关节韧带、半月板易损伤

运动时，膝关节韧带极易出现扭伤及撕裂。半月板是膝关节内的两块软骨垫，是人体的避震器。半月板一旦受伤，可出现关节响声、深蹲时疼痛等症状。如果不能及时发现膝关节韧带、半月板损伤，而继续活动，极易导致膝关节韧带、半月板反复受伤，引起创伤性滑膜炎、关节软骨磨损，使关节提早退化。

网球肘是一种常见运动损伤

网球肘是一种常见的运动损伤，但需要注意的是，并不单是网球运动可引发网球肘，打羽毛球、乒乓球及家务劳动亦可导致网球肘。出现网球肘时，患者会感到手肘外侧疼痛，手握力变弱及用力较差，打反手球时非常困难。运动出现网球肘后，急性期疼痛应做冰敷，口服、外用消炎止痛药。慢性炎症可理疗或使用护肘托。

肩周肌腱劳损

运动时的重复动作、超负荷动作会反复刺激肩周的肌腱、肌肉，使其受损。患处会发炎肿痛，活动时会加剧疼痛。肩周肌腱劳损可分为急性损伤、慢性劳损及肌腱撕裂等情况。典型症状为运动后出现肩局部肌肉肿痛，手臂慢慢抬高时有痛感甚至抬高困难；如果是肌腱撕裂，肩膀会有软弱无力之感。肩周肌腱受伤后的急性期应做冰敷，肩关节要减少活动量。如果病症反复及伤情严重者应去医院就医。

肌肉痉挛

肌肉痉挛又称抽筋，多由肌肉遇寒冷刺激、精神过度紧张、身体过度劳累所引起的过度收缩所致。一些长时间的运动或游泳中最易出现肌肉痉挛现象。发生抽筋时，会出现肌肉坚硬、疼痛难耐的症状，处理不当时甚至会造成肌肉损伤。要减少这种情况，一定要保证运动前做好充分热身活动。

肌肉损伤

肌肉损伤也是运动中常见的一种伤害。直接外力作用会引发人体肌肉挫伤，间接外力作用也会引发肌肉拉伤。肌肉拉伤后，伤处会出现疼痛、肿胀、压痛或痉挛，触之发硬的症状。受伤的肌肉如果做主动收缩或被动拉长动作时，疼痛会加重。

侧腹痛

侧腹痛多发生在运动停止一段时间后又重新开始运动的初期，初次参加运动的人易出现侧腹痛。一般认为，侧腹痛多为运动时呼吸肌血流不足而形成的缺氧性疼痛。饭后马上剧烈运动或是肠内积气也可能造成侧腹痛。

骨折

一般来讲，激烈运动最易发生骨折。运动时发生的骨折有两种，一种是没有伤口，皮肉也不破损的闭合性骨折；另一种是骨的尖端穿透皮肉的开放性骨折。开放性骨折，禁用手回纳、揉搓或按摩，否则易引起骨髓炎，最好用消毒纱布包扎患处，止血后，再用平木板固定，送医院治疗。上肢骨折者可将关节固定在躯干上；下肢骨折者可伸直腿足，固定于对侧肢体上，并急送医院诊治。

猝死

运动不当，有可能引发猝死。猝死可分为安静型及运动型两种，81%的猝死为安静型，由突发冠心病和肺栓塞所致。除心脏疾病导致的猝死外，运动过量也有可能造成猝死。如进行长跑运动时心脏循环系统不堪重负，需要的血液量和氧气量会突然增加，而供给量却相对减少，在这种血、氧供不应求的情况下，跑步者的心脏会出现急性缺血，继而出现心脏骤停和脑血流中断。因此，在运动时，一定要注意安全，如果身体感到不适，应马上停下来，千万不可硬撑。

> **爱心TIPS**
>
> 冬季人们要避免运动伤害，应根据自己的年龄、身体素质选择不同的运动；运动时间也要掌握好，健康人每次运动时间应为30～60分钟，运动频度以每周进行3～5次为宜，而且运动要循序渐进，持之以恒。

冬季跑步的防护要领

跑步是冬练中简单易行，也是人们非常喜欢的一种项目。冬季跑步不但能增强体质，提高人体的耐寒能力，还可培养坚强意志。不过冬季气温较低，人体体表血管处于收缩状态，血液流动变缓，肌肉黏滞性很高，韧带弹性及关节灵活性都会变得较差。要改变这种情况，达到强身健体的目的，一定要注意下面这几个问题：

跑前准备活动要做好

清晨跑步前，宜喝杯温开水，以达到补水、增加血流速度的目的；跑步前要排空大小便，并搓揉双手及头面部，增强这些部位的血液循环；可用做操或小步慢跑的方法充分活动开四肢、胸、背、腹、腰、踝等部位；根据气温变化增减衣服。此外，还要准备汗巾、卫生纸等物品。患有慢性病的老年人还应随身带些应急药品。

跑步过程中注意安全

由于缺少场地，许多人不得不在马路边跑步。在跑步过程中，一定要注意交通安全，动作不宜过猛。跑步时，应保持肢体活动协调平稳，最好用前脚掌或前脚掌外侧着地，然后过渡到全脚掌着地。这种着地动作既可减少膝关节损伤，又可节省体力，提高速度。

跑步过程中正确呼吸

跑步时，还要注意呼吸。不宜用鼻子频繁呼吸，可让嘴与鼻子互相配合，一起吸呼。注意呼吸时，嘴不宜张得太大，半张即可，舌头微翘，使冷空气进入呼吸道有一个缓冲。跑步节奏与呼吸节奏要保持一致，最好两步一呼吸。

运动量适度

跑步时，一旦出现疲乏、食欲不振等症状，极有可能是因运动量过大引起，最好应减少跑步里程。跑步结束时，要做好整理活动，可逐渐减慢至走路状态，或做做徒手操，进行深呼吸。睡觉前可用热水泡泡脚。大雾天、雨雪天，不宜在户外跑步，可在室内跑步，如进行原地跑或支撑高抬腿跑等。

> **爱心TIPS**
>
> 冬季跑步最重要的是准备一双好的跑鞋，跑鞋应具有一定的弹性，软硬适中，鞋身要轻，橡胶底，白布面的田径鞋比较合适。

冬季冰上运动讲方法

冬季从立冬至立春，包括立冬、小雪、大雪、冬至、小寒、大寒等6个节气，是一年中最冷的季节。怕冷的人们多是躲在屋中不敢出门，但对喜欢运动的人们来说，正是进行滑冰、冬泳、滑雪、冬钓的最佳时节。

滑冰

滑冰是传统的冬季运动项目之一，对场地及环境要求不高，运动强度也可根据个人情况量力而行，可谓老少皆宜。

经常滑冰，不但可改善心血管系统和呼吸系统的机能，还能培养人的勇敢精神。不过，我们在强身健体的同时，一定要注意安全问题。

如果在滑冰过程中不慎摔倒，有疼痛感，身体发生畸形错位或出现开放性骨折，应马上到医院进行救治，不可擅自处理。

近年来，由于暖冬的缘故，非专业冰场的冰面大多不够结实。如果选择野外滑冰，先要勘察好场地，看冰面的断面是横茬还是竖茬，横茬说明冰面厚实，可以承受较大重量，若为竖茬则不能承重，不能滑冰。此外，滑冰时，身上不宜带硬器，如钥匙、小刀、手机等，以免摔倒时硌伤自己。

滑雪

滑雪是一种新兴的运动项目，运动人群多是城市白领。滑雪运动对场地要求非常严格，滑雪时一定要到正规的滑雪场。

滑雪时，一定要注意下面这些事项：一是选好固定滑雪器以避免滑雪伤害。当前，所有的滑雪板上都有将滑雪靴固定在滑雪板上的装置，滑雪者一旦跌倒，固定器会马上松脱，这样可避免滑雪者受到伤害。

二是滑雪装以实用为主。滑雪装要保暖、防风雪、舒适合身、不妨碍行动，同时还可尽量减少风的阻力。

三是滑雪靴一定要保暖合脚。初学滑雪者或业余滑雪者在选滑雪靴时，一定要注意保暖合脚及防水。最好选择靴筒较低的短靴，这种短靴不会影响足踝的屈转。

四是要选择有色眼镜。有色眼镜是滑雪者必不可少的装备之一。雪地上阳光反射非常强烈,要保护眼睛一定要戴有色眼镜。有色眼镜的镜架最好为塑胶制品,镜片以黄色或茶色为佳。

冬钓

钓鱼是一种老少皆宜的运动项目,一年四季都可进行。在冬钓时,一定要做好保暖工作。

专家指出,老年人特别是患有慢性病的老年人不宜进行冬钓。这是因为冬季室内外温差较大,老年人长时间处于低温环境中,极易造成冠状动脉痉挛,引起心肌缺血或心肌梗塞,甚至发生猝死。那些患有高血压、冠心病、糖尿病等慢性疾病的老年人,冬钓时要考虑到自己的身体状况,量力而行。尽量避免到野外垂钓,即使外出钓鱼,也应随身携带急救药品,如速效救心丸等,而且还要标明放置处,方便他人取用。冬钓还要保持好心情,这样才能既娱乐又锻炼。

冬泳

冬泳是勇敢者的游戏,不但可强身健体,还可磨炼人们的意志。不过,并不是所有的人都可进行冬泳,高血压、冠心病、脑血管病、肾脏病、肝脏病、精神障碍及糖尿病患者、过敏性体质者、外伤或有炎症等人群和酗酒者都不宜进行冬泳,否则有可能导致疾病突发或伤害身体。

要想进行冬泳,最好能从夏季高水温时开始练习游泳,并逐渐适应较低的水温,持之以恒地游入秋季,这样循序渐进才可进行冬泳。

冬泳时最好能每天 1 次,每周至少应 2 ~ 3 次,不游时应进行冷水浴运动,以保持身体的御寒能力。一天中冬泳的最佳时间段为 10 ~ 15 时,如果

> **爱心TIPS**
>
> 冬泳时,要根据自己的体力而行,不可盲目跟他人攀比在水中的时间及游泳速度。如果冬泳的时间过长,超过了人体对寒冷的承受能力,会严重损害人体器官,如心脏、肝脏等。

只能在早晨冬泳，也应在起床进餐半小时后再游。饭后、睡前不宜冬泳，雾天、风天、雨天不宜冬泳。

冬泳前一定要做好准备，下水前要将肌肉活动开，然后更衣适应寒冷天气，这一过程应持续5分钟左右。身上有汗时不要冬泳，要等汗散发，身体凉后再进入水中。下水前先往身上撩一些水，再全身入水，这样可以防止发生抽筋现象。

适合冬季的养肾操

在寒冷的冬季，许多人会出现手脚冰凉、畏寒喜暖的现象，中医称之为“阳气不足”，这多由人体内新陈代谢水平低，能量和热量供应不足造成。中医认为，阳气发源在肾，肾是主管生命活动的原动力，又是人体贮藏营养精华的主要脏器。因此，一个人的身体健康与否，与肾功能的强弱有着很大的关系。进入严冬后，人体需要足够的能量和热量来御寒，如果肾功能虚弱，自然就会出现“火力不足”（手脚冰凉、畏寒）的现象，严重者还会出现头晕、心慌、气短、腰膝酸软、乏力、小便失禁或尿闭等症状。因此，冬季养肾非常必要。

养肾的方法很多，除饮食外，我们还可做养肾操。

养肾操的具体动作主要包括下面这几种：

第一种动作：屈肘上举

端坐，两腿自然分开，与肩同宽，双手屈肘侧举，手指向上，伸与两耳平。然后，双手上举，以两肋部感觉有所牵动为度，然后还原。连续做3～5次为一节，每日可酌情做3～5节。做动作前，全身要放松。双手上举时吸气，还原时呼气，动作力度不要过大或过猛。此动作具有活动筋骨、畅达经脉的功效，同时，还可使气归于丹田，老年人及体弱者可通过此动作来缓解气短、吸气困难等症状。

第二种动作：抛空

端坐，左臂自然屈肘，放于腿上，右臂屈肘，手掌向上，做抛物动作3～15次。然后，右臂放于腿上，左手做抛空动作，动作与右手相同。做抛物动作时，手向上空抛，动作速度略快，手上抛时吸气，还原时呼气。此动作有助于增强肾气。

第三种动作：荡腿

端坐，两腿自然下垂，不动，先缓慢左右转动身体3～5次。然后，两脚悬空，上体不动两脚前后摆动10余次，根据个人体力情况，酌情增减次数。做荡腿动作时，全身放松，动作自然、和缓，转动身体时，躯干保持正直，不宜前后俯仰；摆动双腿时，不可僵硬，宜自由摆动。荡腿动作可以活动腰、膝，具有益肾强腰的作用。

第四种动作：摩腰

端坐，宽衣，将腰带松开，互搓双手，以略觉发热为度，然后，双手放于腰间，上下搓摩至腰部感觉发热为止。这个动作具有温肾健腰、调理气血的功效。

第五种动作："吹"字操

双脚并拢，两手交叉上举过头，然后，弯腰，双手触地，继而下蹲，双手抱膝，默念"吹"字音，有气吹出声即可。此动作可持续做10余次。冬天多练，具有固肾气的作用。

> **爱心TIPS**
>
> 中医认为"腰为肾之府"，在日常生活中，也可锻炼肾气。我们在坐着看书报时，不妨慢慢左右转动身体5～6次，然后双脚自然地前后摆动数十次，这样既可以锻炼腰膝，又可养肾。

上述这五种动作都有补肾、固精、益气、壮腰膝、通经络的功效，对肾经及膀胱类疾患，如腰酸、膝部酸软无力、阳痿、遗精、带下、气虚、头晕等，均有调理及康复作用。在寒冷的冬季，茶余饭后不妨多练练。